ÉTUDE

SUR

LES KYSTES CONGÉNITAUX DU COU

PAR

LE Dr PAUL BOUCHER

INTERNE EN MÉDECINE ET EN CHIRURGIE DES HOPITAUX DE PARIS,
MÉDAILLE DE BRONZE DE L'ASSISTANCE PUBLIQUE,
MEMBRE DE LA SOCIÉTÉ ANATOMIQUE.

PARIS
ADRIEN DELAHAYE, LIBRAIRE-ÉDITEUR
PLACE DE L'ÉCOLE-DE-MÉDECINE

1868

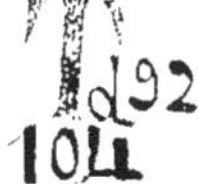

ÉTUDE

SUR

LES KYSTES CONGÉNITAUX DU COU

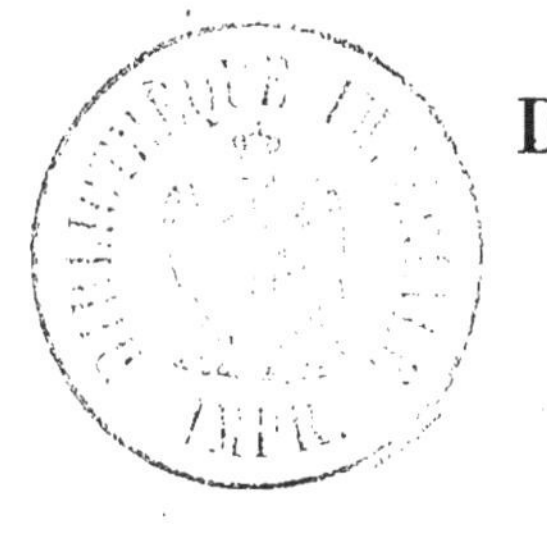

Td 92
104

Corbeil. — Typ. et stér. de Crété.

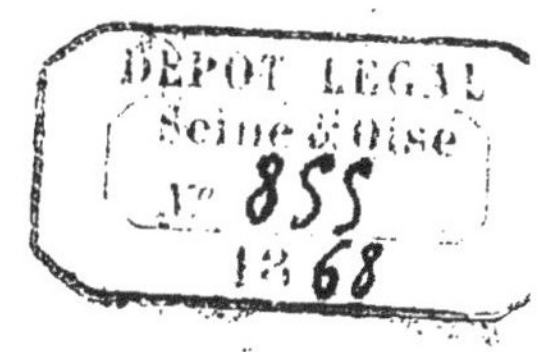
DÉPOT LÉGAL
Seine & Oise
N° 855
1868

ÉTUDE

SUR

LES KYSTES CONGÉNITAUX

DU COU

PAR

LE Dr PAUL BOUCHER

INTERNE EN MÉDECINE ET EN CHIRURGIE DES HOPITAUX DE PARIS,
MÉDAILLE DE BRONZE DE L'ASSISTANCE PUBLIQUE,
MEMBRE DE LA SOCIÉTÉ ANATOMIQUE.

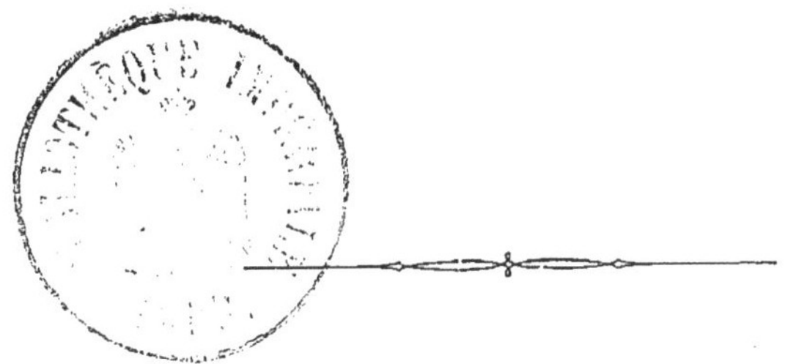

PARIS
ADRIEN DELAHAYE, LIBRAIRE-ÉDITEUR
PLACE DE L'ÉCOLE-DE-MÉDECINE

1868

AVANT-PROPOS

Il m'a été donné d'observer cette année deux cas de tumeurs congénitales du cou. Le premier, dont la nature a pu être vérifiée par l'autopsie, était un kyste congénital du corps thyroïde ; l'autre, que j'ai pu voir grâce à l'obligeance de M. le docteur Lorain, m'a paru être une de ces tumeurs formées de la réunion de kystes multiples, bien décrites pour la première fois, en Angleterre, par César Hawkins. Recherchant les faits analogues, j'ai pu voir qu'on avait décrit sous le nom de kystes congénitaux du cou des tumeurs de nature variable, peu connues, du reste, puisque les ouvrages classiques n'en font point mention. Si quelques travaux ont été publiés sur ce sujet en Angleterre et surtout en Allemagne, nous en trouvons fort peu en France. La plus grande incertitude règne sur l'origine et le développement de ces tumeurs singulières. Il en est ainsi, il faut l'avouer, pour presque toutes les affections d'origine fœtale. Loin de nous donc la prétention de résoudre des questions encore pleines d'obscurité ; mais, nous aidant des travaux étrangers et rassemblant le plus grand nombre possible d'observations, nous avons cherché, autant qu'il a été en nous, à établir l'histoire clinique des *kystes congénitaux du cou.*

Nous avons divisé notre travail en cinq parties. Dans la première, nous exposerons aussi complétement que possible l'historique de la question. Dans la seconde, nous étudierons une variété de kystes congénitaux du cou que nous appelons *kystes simples*, lesquels, comme on le verra, présentent une grande analogie avec les kystes séreux du cou de l'adulte. La troisième comprendra l'étude des *kystes congénitaux composés* qui ne semblent pas se rencontrer en dehors de l'état congénital et, à ce titre, offrent un intérêt tout particulier. La quatrième partie sera consacrée à l'étude des *kystes congénitaux du corps thyroïde* dont nous rapportons un exemple que nous n'avons pu ranger dans aucune des variétés précédentes, ce qui nous autorise, croyons-nous, à faire des kystes congénitaux de cette glande, une classe particulière.

Enfin, dans la dernière partie de notre thèse, nous examinerons les différentes opinions qui ont été émises sur le siége et le développement de l'affection qui nous occupe, et parmi elles nous chercherons celle qui nous semble la plus admissible.

PREMIÈRE PARTIE

HISTORIQUE.

L'histoire des kystes congénitaux du cou ne remonte pas à bien des années. Celse (1), il est vrai, parle de tumeurs qu'on a rencontrées au-devant du cou, contenant, avec du liquide, des poils et des os; mais, après lui, il faut parcourir une longue période de siècles pour trouver une nouvelle mention de ces tumeurs. Le premier fait que nous rencontrions ensuite est celui de Joube dans l'*Histoire de l'Académie des sciences*. Mais était-ce bien un kyste congénital du cou? n'était-ce pas plutôt une inclusion fœtale, comme semble le penser l'auteur? Nous citons ici cette observation qui a, tout au moins, son importance historique.

Observation première. — Une femme âgée de 32 ans, grosse de son huitième enfant, accoucha d'une fille ayant une tumeur ronde, deux fois grosse comme la tête même de cette enfant, et adhérente à son col. La sage-femme qui l'accoucha creva la tumeur par ses manœuvres; il en sortit beaucoup de sang et quelques morceaux de matière cartilagineuse dans les uns et osseuse dans les autres; la tumeur étant alors affaissée, l'en-

(1) Celse, *De re medica libri octo*, lib. VII.

(2) *Histoire de l'Académie royale des sciences*, 1754. Paris, 1759, p. 62.

fant sortit avec facilité, et mourut une heure et demie après. M. Joube examina la tumeur, et la remplit de crin; la longueur était de neuf pouces et de vingt-sept de circonférence. Les parois en étaient formées par un prolongement de la peau, ayant à cet endroit des poils aussi longs que les cheveux de l'enfant. Vers le milieu de la poche crevée, étaient des os formés dont l'assemblage représentait la base d'un crâne mal conformé. Enfin, dans l'endroit où la tumeur se rétrécissait, il y avait des corps ronds, membraneux, différemment contournés, ondoyants et ressemblant tout à fait à de petits intestins grêles. Ils étaient réellement creux, admettaient l'air qu'on y soufflait, et leur cavité était remplie d'un suc gélatineux. Cette grosse tumeur était nourrie par des vaisseaux très-distincts. Ces particularités ont été vérifiées sur le sujet même.

Quelle que soit la valeur de cette observation, elle ne semble pas avoir attiré l'attention des chirurgiens sur les tumeurs congénitales du cou. D'où vient que des tumeurs volumineuses, existant au moment de la naissance, amenant souvent une mort rapide, n'aient été signalées par aucun observateur? Une des causes de ce silence se trouve, sans doute, dans la rareté de ces affections et dans la tendance qu'on a eue pendant bien longtemps à regarder comme des monstruosités bon nombre d'affections congénitales. Une autre cause nous paraît être la confusion qu'on faisait de toutes les tumeurs de la partie antérieure du cou avec des tumeurs de la glande thyroïde, les réunissant sous le nom générique de *goître*. Boyer (1), le premier, semble réagir contre cette confusion en disant qu'il se forme quelquefois entre l'os hyoïde et le cartilage thyroïde, sur la

(1) *Traité des maladies chirurgicales*, t. VII, p. 58, 1821.

membrane qui les unit, derrière le peaucier et le muscle thyro-hyoïdien, une tumeur contenant une matière visqueuse. Il signale également la formation de tumeurs aux dépens de la glande sous-maxillaire. Mais c'est Maunoir (de Genève), qui, par son mémoire sur l'hydrocèle du cou, établit une séparation bien nette entre certaines tumeurs du cou et celles qui appartenaient réellement au corps thyroïde (1).

Le premier auteur qui ait donné une description des kystes congénitaux du cou, est Redenbacher, en 1828, dans un travail intitulé : *Dissertatio inaug. de ranula sub lingua congenita*. Comme on le voit par ce titre, l'auteur rapproche ces tumeurs de la grenouillette et établit leurs connexions avec le plancher de la bouche. A dater de cette époque, l'attention des observateurs semble se porter sur cette affection, car on voit se succéder assez rapidement, en Allemagne, les observations d'Ebermayer et celles de Volkers qui lui donne le nom d'*hygroma cellulosum colli*. Droste, en 1839, faisait également, dans les *Annales hanovriennes*, un article assez étendu sur ce sujet (2). MM. Fleury et Marchessaux, dans leur excellent *Mémoire sur les tumeurs enkystées du cou*, ne s'occupent qu'accessoirement des kystes congénitaux de cette région. Ils en rapportent cependant un exemple emprunté à Wernher et publié d'abord dans le journal de Casper.

Mais le travail le plus complet qui ait paru d'abord sur la question est celui qu'a publié en Angleterre César

(1) Maunoir, *Mémoire sur l'hydrocèle du cou*, 1825.
(2) Giraldès, *Gazette des hôpitaux*, 1860, p. 13.

Hawkins (1). Dans son mémoire, il passe rapidement en revue les différentes variétés de tumeurs enkystées du cou chez le nouveau-né pour s'occuper spécialement « d'une forme particulière de tumeur congénitale composée de plusieurs kystes réunis et dans lesquels la proportion de matière organisée est si considérable qu'elle donne à la tumeur une solidité particulière. » Il dit qu'il lui a été donné d'observer sept de ces tumeurs. Dans un passage de son article, il ajoute avoir été d'abord porté à croire qu'elles étaient consécutives à l'obstruction de quelques-uns des conduits des glandes parotides et sous-maxillaires, mais qu'il rejeta cette opinion en voyant une tumeur congénitale composée de plusieurs kystes séreux, qui occupait toute l'aisselle, et une autre tumeur formée d'une multitude de petits kystes se prolongeant jusque derrière le pharynx et l'œsophage et jusqu'à l'apophyse basilaire. Il décrit rapidement les symptômes de cette affection et insiste sur les difficultés que présente son diagnostic. « La mobilité et l'isolement apparent de quelques-unes des parties de ces tumeurs pourraient, dit-il, faire penser au chirurgien qu'il serait aisé de les énucléer ; mais en se rapportant à ce qui existe réellement, il serait impossible de mener à bonne fin une opération de ce genre. » Il ajoute que le meilleur mode de traitement lui a paru être des ponctions successives, aidées par l'application sur la tumeur de substances résolutives.

Par l'exposé que nous venons de faire du travail de

(1) On a peculiar form of congenital tumour of the neck (*Medico-chirurgical Transactions*, 1839).

César Hawkins, on peut voir qu'il venait de jeter un grand jour sur la question. Il avait signalé et bien décrit la variété la plus fréquente de kystes congénitaux du cou, et donné des conseils pleins de sagesse pour le traitement de cette affection, en proscrivant les opérations sanglantes si dangereuses chez le nouveau-né.

En 1843, Wernher (1) publiait, sur les kystes congénitaux en général, un mémoire très-étendu. Décrivant assez longuement les symptômes des kystes congénitaux du cou, il signalait leur saillie sous la base de la langue et leur ressemblance avec certaines formes de grenouillette. Un point important de son travail est la distinction très-nette qu'il établit, au point de vue du pronostic, entre les kystes de la région antérieure et ceux qui ont leur siége à la région postérieure du cou : ceux-ci se présentant, le plus souvent, chez des enfants nés avant terme, et s'accompagnant d'autres vices de conformation ; les autres, au contraire, se montrant sur des enfants nés à terme et parfaitement viables. Quand il traite de l'anatomie pathologique de l'*hygroma congénital du cou*, il dit que tantôt il se compose de la réunion de plusieurs kystes isolés et juxtaposés, tantôt d'une seule poche. Il semble donc, par là, admettre la division de ces tumeurs en kystes simples et kystes composés. Wernher s'étend ensuite sur la marche, le diagnostic de l'affection qui nous occupe, et émet certaines hypothèses sur sa nature et son mode de développement. Nous aurons, comme on le verra dans le

(1) Wernher, *Die angebornen Kysten-hygrome*. Giessen, 1843.

cours de notre travail, bien des fois l'occasion de citer son nom et d'avoir recours à son opinion.

Après le mémoire de Wernher, nous devons citer la thèse de Joseph Gilles (1) sur le même sujet qui contient deux observations intéressantes dues au docteur Wurtzer.

Rien jusqu'alors n'avait paru en France sur les kystes congénitaux du cou. C'est à M. Lorain que revient l'honneur d'avoir publié chez nous la première observation de cette affection, recueillie par lui dans le service de M. le professeur Nélaton (1853). L'année suivante, il donnait deux nouveaux faits dont l'un était accompagné d'un examen histologique par M. le professeur Robin (2).

Deux des observations de M. Lorain, et trois autres empruntées au mémoire de César Hawkins, servirent de base à M. Virlet pour sa thèse (3), le seul travail original que nous ayons en France sur le sujet qui nous occupe. Comme Wernher, il dit qu'anatomiquement les kystes congénitaux du cou sont formés tantôt par la réunion de petits kystes disséminés dans le tissu cellulaire, tantôt au contraire par une poche unique, quelquefois incomplétement cloisonnée. Cette seconde forme ne serait pour lui que le résultat de l'accolement et de la

(1) Joseph Gilles, « De hygromatis cysticis congenitis deque novis quibusdam eorumdem exemplis quæ in collo et in regione sacraei observata sunt. » Rom., 1852. — *Archives générales de médecine*, 1853, t. Ier.

(2) Lorain, *Comptes rendus de la Société de biologie*, mai 1853 et 1854, t. Ier.

(3) Virlet, Thèse de Paris, 1854.

rupture des kystes qui, s'ouvrant les uns dans les autres, finiraient par former une seule tumeur. Pour notre part, nous sommes peu porté à adopter cette manière de voir. En effet, ces petits kystes multiples sont souvent très-éloignés les uns des autres, occupent fréquemment les parties profondes du cou, puisqu'on en a vu jusque derrière l'œsophage ; ils ont des parois très-distinctes, quelquefois assez solides, et en admettant que quelques-uns puissent finir par communiquer avec d'autres qui leur sont accolés, il y a loin de là à croire qu'ils puissent arriver à former un grand kyste uniloculaire.

Parlant du contenu de ces tumeurs, il dit, comme Hawkins, comme Wernher, qu'il est formé par de la sérosité tantôt claire, tantôt trouble ou roussâtre, d'autres fois, au contraire, par du sang plus ou moins altéré ; mais il signale ce fait intéressant que dans une même tumeur, on peut voir certains kystes contenant un liquide tout à fait différent de celui qui est contenu dans les kystes voisins. M. Virlet nous semble donner trop d'importance et surtout une fréquence trop grande aux accidents de compression que les kystes congénitaux du cou peuvent amener du côté du larynx et des pneumo-gastriques. On voit, en effet, bien des enfants porteurs de ces tumeurs et qui ne présentent aucune gêne du côté de la respiration ou de la déglutition. Il donne une bonne description des symptômes de l'affection et, comme moyen de traitement, préconise surtout la ponction suivie d'une injection iodée.

Le mémoire de M. Roux (de Brignolles) (1) ne traite qu'accessoirement des kystes congénitaux du cou. Il semble vouloir leur assigner pour cause la compression exercée pendant la vie intra-utérine par le cordon ombilical enroulé autour du cou du fœtus. C'est là une cause toute mécanique, admissible peut-être pour les kystes superficiels, mais que nous n'hésitons pas à rejeter pour les kystes multiples se prolongeant au milieu de tous les organes du cou. Nous reviendrons, du reste, sur ce point de la question.

Debout (2) fit paraître en 1856 un article sur le même sujet qu'il considérait surtout au point de vue thérapeutique.

En 1859, à propos d'un fait communiqué par M. Giraldès, une discussion eut lieu à la Société de chirurgie (3) sur les kystes congénitaux du cou. Ce qu ressort clairement de cette discussion, c'est la nécessité, au point de vue du traitement, de distinguer ces tumeurs en kystes simples et en kystes multiloculaires ou composés, les premiers guérissant par la ponction suivie d'une injection iodée, les seconds résistant à ce mode de traitement. Comme on le verra, nous admettons pleinement cette distinction en nous fondantmoins sur la thérapeutique que sur le siége et la composition anatomique de chacune de ces deux variétés. L'abla-

(1) Roux (de Brignolles), Des kystes séreux du cou (*Bulletins de l'Académie de médecine*, 1855).

(2) Debout, Des kystes congénitaux du cou et de leur traitement par les badigeonnages et les injections de teinture d'iode (*Bulletin général de thérapeutique*, 1856, t. LI).

(3) *Bulletins de la Société de chirurgie*, 1859, t. X, p. 221.

tion de ces tumeurs fut signalée par plusieurs des membres de la Société comme une chose dangereuse par les hémorrhagies dont elle pouvait être la cause et l'épuisement que détermine la suppuration d'une large plaie chez un nouveau-né.

Citons, enfin, une observation étendue de M. Giraldès (1), précédée de réflexions intéressantes et d'un court historique de la question, et les observations de MM. Blachez (2), Sédillot (3) et Fano (4).

(1) *Gazette des hôpitaux*, 1860, p. 13.
(2) *Bulletins de la Société anatomique*, 1856, p. 286.
(3) *Union médicale*, t. V, p. 491, 1860.
(4) *Id.*, 1861, t. Ier, p. 122.

DEUXIÈME PARTIE

KYSTES CONGÉNITAUX SIMPLES.

Nous donnons le nom de *kystes congénitaux simples* à des tumeurs existant au moment de la naissance, uniloculaires ou incomplétement cloisonnés, siégeant sur l'une des parties latérales du cou et contenant de la sérosité plus ou moins modifiée.

Par l'énoncé de ces caractères, on voit combien est grande l'analogie qui existe entre ces tumeurs et celles décrites chez l'adulte sous le nom de kystes séreux du cou, d'hydrocèles du cou. Un autre caractère qui les rapproche encore, c'est leur situation superficielle entre la peau et le plan antérieur des muscles cervicaux. Au contraire, des différences manifestes les séparent des *kystes congénitaux composés*. Sans anticiper sur l'étude de ces derniers, nous dirons qu'ils se distinguent des kystes simples par le grand nombre des kystes secondaires qui les composent, par leur situation à la fois sur les parties antérieure et bilatérales du cou et par leur extension fréquente aux parties profondes. De plus, d'après les observations que nous avons pu recueillir, les kystes simples ne contiennent que de la sérosité, tandis que les kystes composés peuvent contenir soit de la sérosité, soit du sang plus ou moins altéré, mêlé souvent à des substances organiques solides, de nature cartilagineuse ou osseuse.

Ces différences avaient-elles échappé aux auteurs qui ont écrit sur la question ? Certainement non ; mais aucun d'eux, à ce qu'il nous semble, n'y avait suffisamment insisté. César Hawkins, il est vrai, dit qu'il existe chez le nouveau-né des « tumeurs séreuses enkystées revêtues d'une enveloppe celluleuse ; » mais il ne s'y arrête pas et s'occupe exclusivement des tumeurs formées par la réunion de kystes multiples. Wernher dit que dans certains cas, l'hygroma cystique du cou est formé d'une seule poche. Ailleurs il ajoute que la fluctuation est un des symptômes constants des kystes congénitaux. Si, en effet, ce caractère appartient ordinairement aux kystes simples, nous verrons qu'il est difficile et souvent même impossible à percevoir dans les kystes composés en raison même de leur constitution anatomique. C'est là un bon signe clinique pour distinguer entre elles ces deux variétés de tumeurs congénitales du cou. M. Virlet, dans sa thèse, ne donne aucune division des kystes congénitaux du cou ; mais en traitant de leur anatomie pathologique il signale ce fait : que les uns sont formés d'une poche unique, mince, souple ; tandis que les autres sont constitués par la réunion de petits kystes disséminés dans le tissu cellulaire. « La fluctuation, dit-il, sera perceptible dans le premier cas ; on ne la trouvera pas dans le second. » On voit par là que l'auteur que nous citons admettait, cliniquement au moins, la division que nous établissons.

La même distinction clinique se retrouve dans la discussion qui eut lieu devant la Société de chirurgie. Robert et Morel-Lavallée, MM. Broca, Giraldès, Guersant insistèrent sur la gravité plus grande des kystes composés, considérant, au contraire, le pronostic des kystes simples comme beaucoup plus favorable.

La division de ces deux espèces de tumeurs nous semble donc bien établie. Nous n'hésitons pas à rapprocher le kyste congénital simple des kystes séreux des adultes ; mais nous faisons des kystes composés une affection toute spéciale au fœtus et ne se retrouvant pas en dehors de l'état congénital.

ANATOMIE PATHOLOGIQUE.

Siége. — Au point de vue anatomo-pathologique, une première question se présente à nous : où siégent réellement les kystes congénitaux simples ? Est-ce dans le tissu cellulaire organisé en poche membraneuse sous une influence pathologique quelconque ? est-ce dans les ganglions lymphatiques, comme M. Ad. Richard l'a établi pour certains kystes séreux des adultes ? Cette opinion paraît être partagée, au moins pour certains cas, par M. Roux (de Brignolles). Sans nier qu'un ganglion lymphatique puisse être le siége primitif des tumeurs qui nous occupent, nous dirons n'avoir rien trouvé dans les observations que nous avons lues qui vienne à l'appui de cette manière de voir. On pourrait croire que ces tumeurs se forment dans l'intérieur d'une bourse séreuse, mais l'anatomie ne démontre pas l'existence de ces organes au niveau du cou ; il faudrait alors penser à la formation d'une bourse séreuse accidentelle.

Quelques vésicules isolées de la thyroïde, indépendantes du corps même de cette glande, pourraient-elles être le point de départ des kystes simples ? Cette opinion est mise en avant par les auteurs qui rapportent au corps thyroïde toutes les tumeurs kystiques du cou. Elle nous paraît difficile à soutenir, puisque la thyroïde siége au-dessous des muscles sous-hyoïdiens, les kystes simples en avant du plan de ces muscles. Nous admettrons que les kystes congénitaux simples siégent dans le tissu cellulaire sous-cutané, entre la peau et le peaucier d'une part et l'aponévrose cervicale superficielle d'autre part.

Ils occupent toujours la partie antérieure du cou ; c'est là encore un point important qui les distingue des kystes composés qui, plus fréquents, il est vrai, à la partie antérieure, se montrent quelquefois dans la région cervicale postérieure. Dépassant quelquefois les limites supérieures du cou, les kystes simples peuvent envahir une partie de la joue correspondante, ce qui s'explique par la continuité qui existe entre le tissu cellulaire des deux régions.

Un fait digne de remarque, c'est leur situation presque constante au côté gauche du cou. Il en est ainsi, du moins, pour les trois faits que nous rapportons. Cette particularité avait déjà été signalée par Joseph Gilles, cité par M. Virlet. Pourquoi cette prédilection pour le côté gauche ? Nous ne voyons aucune raison qui puisse l'expliquer. Rappelons seulement que Malgaigne avait signalé le côté gauche comme présentant des vices de conformation ou des lésions fœtales plus souvent que le côté droit.

Parois. — Celles-ci forment une poche unique, quelquefois incomplétement divisée intérieurement par des trabécules plus ou moins étendus qui partent de sa face interne. Cette poche semble adhérer faiblement à la peau en avant, à l'aponévrose cervicale superficielle en arrière. Elle est de nature fibro-celluleuse; mince et souple dans la plus grande partie de son étendue; quelquefois épaisse et fibreuse dans certains points (Virlet). D'après Wernher, la face interne de cette poche serait doublée d'une membrane séreuse qui existerait également dans les petits kystes multiples; c'est de cette séreuse que viendraient les cellules d'épithélium qu'on trouve quelquefois au milieu du liquide retiré de ces kystes. Ce sont là les caractères ordinaires des kystes séreux en général.

Contenu. — La quantité du liquide contenu doit nécessairement varier avec le volume de la tumeur. Dans une observation de Joseph Gilles, elle était de 270 grammes; elle équivalait à deux cuillerées à bouche mesurées exactement dans celle de M. Fano. Ce liquide est de la sérosité, tantôt parfaitement claire, tantôt de couleur jaunâtre. Voici du reste les caractères que M. Fano lui a trouvés: le liquide a un goût salé; soumis à l'ébullition dans un tube à expériences, il prend une teinte opaline. Si l'on ajoute alors de l'acide nitrique, il se produit une petite effervescence, le liquide s'éclaircit un peu, puis il se trouble de nouveau pour prendre une couleur laiteuse. En versant de l'acide nitrique sans ébullition préalable du liquide, ce dernier se trouble et il se forme un précipité lacté qui s'éclaircit un peu par l'ébullition consécutive. Si l'on ajoute à une autre portion du liquide, tel qu'il est sorti du kyste, quelques gouttes d'azotate d'argent, il se forme un précipité blanc qui se redissout complétement dans l'ammoniaque.

Pour compléter ce qui a trait au liquide contenu, nous donnons ici le résultat d'une analyse faite par le docteur Bergmann et rapportée par Joseph Gilles :

Albumine	11,35
Chlorure de sodium avec un peu de chlorure de chaux	1,57
Carbonate de soude	0,83
Lactate de soude et extrait de viande	0,54
Phosphate de soude uni avec l'albumine	0,37
Eau	86,00
Graisse	traces.
	100,00

Si dans les trois observations que nous rapportons plus loin, on n'a jamais trouvé que de la sérosité, nous n'hésitons pas à penser que dans certains cas il soit possible d'y trouver en même temps du sang plus ou moins modifié. Au moment de l'accouchement, par exemple, ou par un fait quelconque de contusion ou de compression, il peut se faire à l'intérieur du kyste un épanchement sanguin qui donne au liquide déjà contenu une coloration spéciale et permette de retrouver les éléments constitutifs du sang. Pourrait-on, au contraire, admettre qu'il y a eu primitivement un épanchement sanguin qui, par une transformation lente, aurait fini par n'être plus représenté que par le liquide qui se rencontre dans les kystes dont nous parlons? Nous reviendrons sur ce point en parlant de leur étiologie. Pour être complet, disons que d'après certains auteurs, Wernher entre autres, on pourrait trouver des hydatides dans ces cavités. Ce fait ne nous est pas démontré par les observations. Dans le cas qui appartient à M. Fano, il est dit que le liquide était clair comme de l'eau de roche, mais on ne signale pas la présence de crochets. Ajoutons que les kystes hydatiques se développent de préférence au milieu des muscles ou dans les cavités viscérales et bien rarement dans le tissu cellulaire sous-cutané.

SYMPTOMES.

Les kystes congénitaux simples se présentent sous la forme d'une tumeur de volume et d'étendue variables. Dans certains cas, elle ne dépasse pas la grosseur d'un œuf de poule ; ailleurs elle occupe toute la partie latérale du cou et quelquefois même empiète sur la joue correspondante. C'est à gauche, comme nous l'avons dit plus haut, qu'on les rencontre habituellement. Plus saillante et mieux limitée quand elle est petite, elle s'étale et semble avoir des limites moins bien arrêtées quand elle est plus volumineuse. Quoi qu'il en soit, on peut lui assigner comme limites extrêmes : en haut, le bord de la mâchoire inférieure; en bas, la clavicule; en dedans, la ligne médiane, et en dehors, la saillie du muscle sterno-mastoïdien.

La peau qui la recouvre présente son aspect normal; elle n'est altérée ni dans sa coloration, ni dans sa souplesse. Peut-être quelquefois les veines qui la parcourent sont-elles un peu plus apparentes. Dans un cas, un sillon transversal semblait indiquer la séparation de la cavité en plusieurs loges.

La tumeur semble adhérer très-faiblement à la peau et aux parties sous-jacentes. Elle est molle, élastique, fluctuante ; autant de caractères qui la distinguent des kystes congénitaux composés. La fluctuation est un signe qui est noté avec soin dans chacune des observations que nous rapportons. Les parois de la collection n'étant pas épaisses, on peut quelquefois les saisir entre les doigts ; elles n'offrent ni duretés ni bosselures. La transparence existe sans doute dans ces tumeurs ; mais comme elles sont peu saillantes et non pédiculées, c'est là un symptôme qu'il est bien difficile sinon impossible de constater. Cette affection ne présente pas de symptômes généraux et paraît n'avoir aucun retentissement sur la santé des enfants qui en sont atteints. Elle ne s'accompagne pas d'autres affections, ni d'aucun vice de conformation. Elle n'apporte de gêne à aucune des fonctions de l'économie.

Quelle est la marche de ces tumeurs? Le plus souvent peu volumineuses au moment de la naissance, elles s'accroissent assez rapidement. Dans l'observation de Gilles, le kyste, très-petit quand l'enfant vint au monde, ne tarda pas à occuper toute la moitié latérale gauche du cou. Généralement alors l'art intervient ; mais qu'arriverait-il si l'on abandonnait l'affection à elle-même? Peut-être ce kyste à parois minces, augmentant continuellement de volume, finirait-il par se rompre, le liquide qu'il contient s'épancherait au dehors et on pourrait ainsi avoir une guérison spontanée. Mais il n'en serait pas toujours ainsi, et une tumeur aussi volumineuse exposée à des chocs, à des contusions, pourrait s'enflammer, suppurer et causer des accidents graves qui mettraient certainement en danger la vie de l'enfant.

DIAGNOSTIC.

La présence d'une tumeur congénitale, située sur les parties latérales du cou et le plus souvent sur la partie latérale gauche, molle, fluctuante, à parois minces, fera immédiatement penser à l'existence d'un kyste simple. Parmi les affections avec lesquelles celle qui nous occupe pourrait être confondue, nous devons placer, tout d'abord, les kystes congénitaux que nous appelons *kystes composés*. Elles présentent, en effet, toutes deux, ce grand caractère commun d'être congénitales. Mais les tumeurs à kystes multiples sont plus volumineuses, occupent ordinairement toute la partie antérieure du cou, et si elles sont unilatérales, elles se montrent indifféremment à gauche ou à droite ; ajoutons que quelquefois elles occupent la région postérieure, ce qui, d'après les faits que nous connaissons du moins, n'a pas lieu pour les kystes simples. Ceux-ci sont mous, fluctuants et parfois transparents ; autant de caractères qui manquent aux kystes composés. Ceux-ci donnent quelquefois une fluctuation superficielle au-dessous de laquelle on sent des bosselures inégales, rénitentes et dans certains cas de petites masses dures et résistantes. Ils forment habituellement une saillie très-apparente sous la base de la langue qu'ils compriment et amènent dans certains cas des troubles du côté de la respiration et de la déglutition. On les voit quelquefois se gonfler et se tendre par l'effet des cris ou des efforts de l'enfant, ce qui s'explique par leurs connexions avec les parties profondes. Ce sont là autant de symptômes que nous n'avons jamais trouvés signalés dans les observations de kystes simples.

Avec quelles autres affections congénitales pourrait-on encore confondre ces tumeurs? D'abord avec celles qui ont pour siége le corps thyroïde. Dans le cas de kyste de cette glande qu'il nous a été donné de rencontrer, la tumeur, plus saillante à droite, s'étalait sur les deux côtés du cou; elle présentait, à la vérité, en avant une poche fluctuante, mais au-dessous on sentait une masse assez dure. En somme on voit par ces signes qu'elle se rapprochait plutôt des kystes composés. Quant aux autres affections congénitales du corps thyroïde désignées sous les noms de congestion thyroïdienne, de goître congénital, de bronchocèle congénital, par Bach (1), Nicod d'Arbent (2), Betz (de Tubingue) (3), Malgaigne (4), elles occupent la ligne médiane, sont solides et s'accompagnent d'une gêne extrême de la respiration et quelquefois d'accidents graves de suffocation.

Nous ne citons que pour mémoire les nævi sous-

(1) *Mémoires de l'Académie de médecine*, 1855, p. 338.
(2) *Bulletin général de thérapeutique*, t. XIX, p. 54, 1840.
(3) *Revue médico-chirurgicale*, 1851, t. IX, p. 353.
(4) *Ibid.*, p. 369.

cutanés et les kystes sébacés. Ceux-ci existent, il est vrai, quelquefois chez le nouveau-né, mais bien plus rarement que chez l'adulte. Leur petit volume, leur situation dans l'épaisseur même de la peau les distingueront aisément des kystes séreux.

Enfin, si l'on venait à faire une ponction exploratrice, on trouverait dans la nature du liquide un bon élément de diagnostic.

PRONOSTIC.

Si nous nous basons sur les faits que nous rapportons, nous dirons que les kystes congénitaux simples se terminent ordinairement par la guérison, pourvu toutefois qu'on ne leur ait pas appliqué un traitement inopportun. Comme nous l'avons déjà dit, ils n'ont aucun retentissement sur la santé générale de l'enfant et n'apportent aucune gêne à la lactation. Cependant, la tumeur s'accroissant quelquefois avec assez de rapidité, il faudra la surveiller, de peur qu'un frottement un peu vif, un choc, n'amène dans son intérieur un travail morbide quelconque, épanchement sanguin ou inflammation, circonstances dont nous avons plus haut signalé le danger.

ÉTIOLOGIE.

Sous quelle influence se produisent les kystes congénitaux simples? C'est là un point fort obscur; il en est, du reste, ainsi de l'étiologie du plus grand nombre des lésions congénitales. L'hérédité, croyons-nous, ne peut pas être invoquée ici.

Même chez les adultes, les causes des kystes séreux

sont très-obscures. Quelques malades rapportent ces tumeurs à des contusions antérieures. Cette cause n'est pas fréquente, car rarement on a pu suivre la transformation des dépôts sanguins en kystes séreux. Mais dans les cas où cette transformation a eu lieu, on a vu le sang se coaguler, ses matériaux solides se déposer, un liquide onctueux, jaunâtre, en prendre la place. Si la transformation de dépôts sanguins traumatiques en kyste séreux est rare, on voit plus souvent, à la suite de contusions, des épanchements de sérosité se former dans le tissu cellulaire et s'y circonscrire. Peut-on admettre qu'une contusion qui s'exercerait sur le ventre de la mère provoquât un accident semblable sur le fœtus? Nous croyons que c'est là une opinion qui n'a pas besoin d'être réfutée. Pourrait-on croire que de petites contractions utérines ont pu provoquer une contusion sur le fœtus? C'est là une pure hypothèse à laquelle nous ne voulons pas nous arrêter.

Certains kystes sont primitivement constitués par un épanchement de lymphe plastique qui se dépose autour d'une matière exsudée. Mais sous quelle influence chez le fœtus se produirait cet épanchement de lymphe plastique?

M. Roux (de Brignolles), assimilant complétement le kyste séreux congénital au kyste séreux des adultes, émet l'opinion suivante sur la cause et le mécanisme de leur production : « La compression exercée autour du cou par le cordon qui l'entoure souvent dans la vie intra-utérine, celle que produit l'usage d'un col trop serré chez l'adulte, peuvent déterminer une gêne suffisante et provoquer l'inflammation d'un ganglion ou d'un vaisseau lymphatique qui, en se dilatant, peut servir de base à une poche séreuse ou donner lieu à un épanchement séreux, sanguin ou purulent, fort limité, autour duquel une cavité membraneuse pourra néanmoins s'organiser avec la plus grande facilité dans un lieu si riche en tissu cellulaire et si facile à déprimer. » Ainsi, pour l'auteur que nous citons, la compression du cou par le cordon, aidée par la laxité du tissu cellulaire de la région, serait une cause de la formation des kystes congénitaux simples.

Le sexe paraît-il avoir une influence sur la production de ces kystes? Nous l'ignorons. Wernher, cependant, semble croire que les kystes de la face antérieure du cou paraissent être plus fréquents chez les enfants mâles, ceux de la partie postérieure du cou plus fréquents chez les enfants du sexe féminin.

TRAITEMENT.

Ces tumeurs doivent-elles être abandonnées à elles-mêmes? Dans le cas contraire, quel traitement doit leur être opposé? Comme elles augmentent de volume, comme elles sont la cause d'une difformité très-apparente et pourraient finir par s'enflammer, nous croyons que l'art doit intervenir, mais il n'est pas nécessaire d'agir immédiatement après la naissance. Nous pensons, au contraire, que plus on s'éloignera de ce moment, plus le traitement aura chance de réussir, l'enfant étant plus vigoureux.

On pourrait cependant dès cette époque employer la compression. Ce moyen a été préconisé. Il ne nous paraît pas très-efficace, d'autant plus que la crainte de gêner les organes importants qui traversent la région cervicale doit le faire employer à un degré peu prononcé.

Le meilleur agent compresseur serait sans doute le collodion ; mais son application amène quelquefois de l'érythème, dans certains cas même de petites eschares superficielles, ce qui doit en faire bannir l'emploi sur la peau fine et sensible du nouveau-né.

Debout, dans son *Mémoire sur les kystes congénitaux du cou*, a conseillé l'usage des badigeonnages avec la teinture d'iode. Il ne cite, du reste, aucun cas de guérison par ce moyen, mais il dit qu'on doit l'employer avant de tenter un traitement plus énergique. Bien que cette opinion nous paraisse très-rationnelle, nous ne pouvons pas nous prononcer sur la valeur du moyen. Ensuite, nous craindrions que la teinture d'iode, dont l'application est souvent douloureuse, n'amenât de l'érysipèle, maladie d'un pronostic si grave chez le nouveau-né.

Si nous passons à l'examen des moyens chirurgicaux qu'on pourrait employer contre les kystes congénitaux simples, nous citerons d'abord, mais pour les rejeter hautement, l'ablation et l'incision. Outre que ces moyens ne sont pas ceux qu'on emploie habituellement contre les tumeurs kystiques, ils présenteraient chez le nouveau-né ou le très-jeune enfant des dangers qui doivent les faire proscrire formellement. En effet, chez les enfants nouveau-nés dont un dixième succombe pendant le premier mois, et la moitié dans les cinq premières années, l'inflammation et les hémorrhagies sont des accidents très-redoutables des opérations.

La crainte de l'inflammation et de la suppuration nous fait également rejeter l'emploi du séton et des tubes de caoutchouc préconisés par M. Chassaignac. Ce chirurgien a traité par ce moyen deux kystes congénitaux du cou dont l'un, il est vrai, a guéri en très-peu de jours ; mais l'autre se remplit dès le lendemain de caillots sanguins, ce qui nécessita une incision de la poche. C'est là encore un fait qui nous prouve le rapprochement qu'on peut faire des kystes congénitaux simples avec les kystes séreux des adultes dans lesquels, dans certains cas, une première ponction donne de la sérosité et une seconde du sang (1).

Dans un cas, le docteur Wurtzer employa la ponction suivie de la ligature de la tumeur, pratiquée en conduisant à travers sa base trois fils de soie liés au-dessus du sac vide. Cette tentative fut suivie des accidents les plus graves qui finalement amenèrent la mort de l'enfant. Nous reproduisons ici cette observation qui, outre qu'elle nous offre un exemple de kyste congénital simple du cou, montre les accidents qui peuvent suivre certaines opérations chez le nouveau-né.

OBSERVATION II. — *Archives générales de médecine* (année 1853, vol. 1, 5e série, t. I, p. 82). *Observation de Joseph Gilles.*

Un enfant vint au monde avec une petite tumeur du cou qui se développa avec tant de rapidité, que le 8 janvier, lors-

(1) *Bulletins de la Société de chirurgie*, 1859, t. X, 23 novembre.

que l'enfant fut reçu à la Clinique, elle occupait toute la moitié gauche du cou et la base correspondante de la mâchoire inférieure. Elle était molle, élastique, fluctuante ; un sillon transversal semblait indiquer la séparation de la cavité en plusieurs loges. Il ne pouvait y avoir de doute sur l'existence d'un kyste congénital du cou. Le développement rapide de la tumeur engagea le docteur Wurtzer à y pratiquer une ponction, avec l'intention, toutefois, de la faire suivre de quelques injections, si cette opération ne suffisait pas pour produire une inflammation adhésive. Après que cette ponction eut donné cours à 9 onces d'un liquide qui contenait une grande quantité d'albumine, trois fils de soie, de couleur variée, furent conduits à travers la base de la tumeur et liés au-dessus du sac vide : l'enfant supporta bien cette opération.

L'enfant, resté calme pendant le jour, fut pendant la nuit pris de fièvre traumatique. Le lendemain, la partie serrée par la ligature était turgide et plus chaude. Le 11 janvier, augmentation de la fièvre. L'enfant a poussé des cris, et, de temps en temps, a été tourmenté par des convulsions des pieds, des mains et des yeux. Le kyste s'est de nouveau rempli de liquide. Dans le but de diminuer le travail inflammatoire, on enlève les fils qui serrent la base de la tumeur : réfrigérants glacés. Aucun nouveau phénomène ne survient jusqu'au 17. Alors, en pressant sur la tumeur, on fait sortir par deux trous qui correspondent au passage des fils un liquide jaunâtre et visqueux. Cet écoulement se continua le 18 et les jours suivants ; mais, le 26, il n'existait plus. La tumeur était alors plus tendue et plus sensible ; survinrent de la diarrhée, des vomissements, des convulsions, et l'enfant succomba. L'autopsie démontra que les parois de ce kyste étaient formées par un dépôt plastique, disposé en couches lamelleuses ; la paroi interne du kyste était revêtue par une membrane dont la nature se rapprochait d'une muqueuse. Il existait deux cavités communiquant par un canal étroit. La plus grande, du volume d'un œuf de poule, était remplie d'un pus jaunâtre ; la plus petite avait la capacité d'une noix.

Morel-Lavallée (1) demanda si l'électricité heureusement appliquée au traitement de l'hydrocèle de la tunique vaginale, ne pourrait pas être employée avec le même succès dans les kystes congénitaux du cou. Nous ne pouvons rien dire sur la valeur de ce moyen que nous ne pensons pas avoir jamais été mis en usage.

Nous arrivons maintenant au mode de traitement qui a été généralement préconisé par les chirurgiens : nous voulons parler de la ponction suivie d'une injection iodée. En présence d'une poche à contenu liquide, unique ou tout au plus biloculaire, c'est le moyen qui paraît le plus rationnel. M. Guersant (2) dit avoir retiré de bons résultats de son emploi, et l'observation suivante, due à M. Fano, semblerait prouver son efficacité et en même temps son innocuité.

Observation III. — *Kyste séreux congénital de la région sus-hyoïdienne gauche; ponction avec injection irritante dans le kyste; guérison rapide par le docteur Fano* (Union médicale, année 1861, p. 122).

Julie Liauvé, âgée de 1 mois, fille, est présentée à ma Clinique le 28 janvier. Les parents ne peuvent me donner d'autre renseignement que celui-ci, à savoir : que l'enfant est venue à terme, et qu'il existait une grosseur au cou dès les premiers jours de la naissance.

On trouve effectivement, dans la région sous-maxillaire gauche, une tumeur du volume d'un œuf de poule, très-bien circonscrite, s'étendant en travers, depuis le milieu de la base de la mâchoire jusqu'au-devant du sterno-mastoïdien gauche; descendant en bas jusqu'à deux travers de doigt de la clavi-

(1) *Bulletins de la Société de chirurgie*, 1859, p. 221 et suiv.
(2) *Idem.*

cule, quand la tête est mise dans l'extension. Cette tumeur est rénitente, élastique et fluctuante ; la peau qui la recouvre est parfaitement mobile de toute part, sans altération de couleur. La tumeur n'est pas adhérente aux parties molles profondes ; on peut donc lui imprimer quelques mouvements limités. Après avoir ouvert largement la bouche de l'enfant, on constate que la grosseur ne proémine pas du côté du plancher buccal.

Séance tenante, je pratique une ponction à la tumeur avec un trois-quarts de moyenne dimension. Il s'écoule par la canule un liquide aussi clair que de l'eau de roche, que je fais recueillir avec soin.

La quantité de liquide équivaut à deux cuillerées à bouche mesurées exactement.

Après l'évacuation du kyste, j'introduis dans ce dernier, par voie d'injection, de la teinture d'iode mélangée de parties égales d'eau distillée, et je laisse séjourner ce topique pendant quatre minutes, après quoi, je le fais sortir avec soin. Je recommande aux parents d'appliquer sur la tumeur des compresses trempées dans du gros vin.

Le 31 janvier, on me ramène l'enfant. La tumeur s'est reproduite ; elle est aussi volumineuse qu'avant la ponction. Je fais garnir la partie latérale du cou d'une couche de coton cardé. A partir de ce moment, la tumeur décroît tous les jours, et, le 11 février, elle est réduite au volume d'une petite noisette ; l'enfant se porte très-bien.

Malheureusement, les choses ne se passent pas toujours comme dans l'observation qui précède, et l'injection iodée peut amener chez les jeunes enfants des accidents d'une gravité extrême : érysipèle, phlegmon diffus, gangrène et mort. L'observation suivante, que nous rapportons en entier et qui est due à M. le professeur Sédillot, bien que s'étant terminée heureusement, prouve ce que nous avançons.

Observation IV. — *Union médicale* (1860, t. V, p. 491).

En juin 1859, M. le docteur Sédillot fut consulté pour un enfant nouveau-né qui avait une tumeur fluctuante au côté gauche de la joue et du cou. L'enfant étant trop jeune, il différa l'opération jusqu'au 17 novembre de la même année. Le petit malade, alors âgé de 6 mois, présentait une tumeur de la grosseur d'une orange, étendue de la joue gauche à la clavicule, et du sterno-mastoïdien à la ligne médiane antérieure du cou.

Cette tumeur était régulière, molle, remplie d'un liquide facile à déplacer et sans consistance et n'offrait nulle part ni duretés ni bosselures. Les parois de la collection n'étaient pas épaisses et pouvaient être saisies entre les doigts; cependant elles n'étaient pas sensiblement transparentes, et paraissaient être formées par la peau, le fascia superficiel, le peaucier et une membrane propre fibro-celluleuse.

Depuis la naissance, la tumeur augmenta successivement, et doubla de volume en conservant la même mollesse.

M. Sédillot diagnostiqua un kyste congénital du cou aqueux et uniloculaire, et résolut de le traiter par la méthode des injections iodées.

Le 24 novembre, un coup de trocart amena une assez grande quantité de sérosité jaunâtre très liquide. La canule de l'instrument permit de parcourir la cavité du kyste complétement affaissé, et une injection de teinture d'iode, mélangée de moitié eau et de un quinzième d'iodure de potassium, fut pratiquée et laissée à demeure pendant quelques minutes dans la tumeur.

Le lendemain 25, le kyste a repris son volume primitif, mais en même temps est devenu dur et résistant. L'enfant a beaucoup gémi; la peau est d'une rougeur érysipélateuse; le tissu cellulaire subjacent est engorgé, et il y a menace d'un phlegmon diffus.

Le 26, l'érysipèle a disparu presque entièrement, mais la tension de la tumeur est la même. L'enfant respire et avale difficilement; la fièvre et l'agitation sont très-intenses, et on fait une nouvelle ponction du kyste pour faire cesser cette pression dangereuse. Écoulement de quelques cuillerées d'un liquide brunâtre. Soulagement et amélioration les jours suivants.

Le 1er décembre, réapparition des accidents. La tumeur a grossi et offre de la fluctuation. Une ponction n'amène qu'un peu de liquide épais et consistant. Pour éviter la suffocation, on pratique une incision verticale et de haut en bas, au-dessous et un peu en dedans de la partie moyenne et horizontale de la mâchoire. Elle donne issue à une matière brunâtre mêlée à du pus. Injections aromatiques, cautérisations ponctuées. L'enfant se remet et respire plus aisément, il va mieux. Le 2, le tissu cellulaire sous-cutané des bords de l'incision semble frappé de gangrène, et un assez grand décollement paraît se faire au-dessous de la peau. Une suppuration abondante est exprimée par la pression. Le 3, l'enfant gémit et respire mal ; la tumeur a augmenté de volume, surtout en bas, de sorte que la joue est libre, mais le cou beaucoup plus saillant et plus dur au-dessous du maxillaire. Le kyste s'est très-probablement séparé de sa paroi tégumentaire, il s'est pelotonné en se retirant sur lui-même, et l'ouverture, distante de l'incision de la peau, s'est fermée par une sorte de dépôt fibrineux.

Un stylet rougi est engagé dans la plaie et porté profondément dans l'épaisseur du kyste d'où il s'échappe aussitôt une assez grande quantité de sérosité purulente. On revient aux cautérisations ponctuées.

Le soir, la tumeur a beaucoup diminué de volume ; l'enfant éprouve un mieux qui se continue jusqu'au 5; à ce moment la tumeur se gonfle encore, l'écoulement du pus est arrêté, il faut recourir au stylet rougi pour dégager l'ouverture et donner issue à la sérosité et au pus. Le mieux reparaît et se continue jusqu'au 7 où une nouvelle rétention des liquides ramène les accidents. Le 14, suppuration fétide, diarrhée, vomissements, suffocation. — Pansements renouvelés avec soin, onguent digestif, cautérisation ponctuée, amélioration continue jusqu'au 28. Le cou n'offre plus qu'un petit noyau d'induration, de la grosseur d'une noix. On cautérise la plaie au nitrate d'argent.

Le 7 janvier, on croyait la guérison assurée, lorsque la tumeur se gonfle et devient fluctuante. Fièvre intense, gêne respiratoire.

Une traînée de pâte de Vienne de 3 centimètres de hauteur est appliquée sur le point le plus saillant de la tumeur. L'eschare est enlevée et remplacée quatre fois de suite, à deux jours d'intervalle, par une bandelette de pâte de Canquoin.

Toute la partie antérieure du kyste se trouve ainsi largement détruite, et, à partir de ce moment, les plaies se ferment, l'enfant se fortifie à vue d'œil, et il quitte l'hôpital le 29 janvier parfaitement guéri. Toute trace de tumeur a disparu, et les doigts en retrouvent à peine quelques vestiges sous forme d'une légère induration.

La lecture de cette observation nous fait craindre l'emploi de l'injection iodée. Si, cependant, on se décidait à s'en servir, nous pensons qu'il ne faudrait jamais que ce fût dans les premiers jours, ni même dans les premiers mois qui suivent la naissance. Quel est donc le mode de traitement que nous adopterons? Nous croyons qu'on doit employer des ponctions successives faites avec un trocart explorateur ou avec un trocart à hydrocèle de très-petit calibre, de façon à diminuer le volume de la tumeur. Ces ponctions seront répétées à des intervalles variables. Aidées par une légère compression, nous pensons qu'elles pourront, dans certains cas, amener à elles seules la guérison, comme Follin en a cité un exemple. En tout cas, elles permettront d'attendre que l'enfant plus avancé en âge, par conséquent plus vigoureux, soit en état de supporter une opération plus efficace, une injection iodée par exemple. Cette opinion est celle de notre bien-aimé maître, M. le professeur Gosselin.

TROISIÈME PARTIE

KYSTES CONGÉNITAUX COMPOSÉS.

Tandis que les kystes simples que nous venons d'étudier sont constitués par une poche unique ou, plus rarement, par deux poches secondaires communiquant largement entre elles, les tumeurs dont nous allons maintenant nous occuper sont le résultat de l'agglomération de petits kystes bien distincts les uns des autres, et contenant dans leur intérieur non-seulement de la sérosité, mais en outre du sang plus ou moins altéré et, dans certains cas, des cartilages ou des os. Des différences bien tranchées séparent donc les kystes congénitaux simples du cou de ceux que nous appelons *composés*, et autorisent la distinction que nous établissons entre ces deux variétés. Si les premiers, toujours superficiels, ne siégent jamais que sur les parties antéro-latérales, les autres gagnent souvent les parties profondes et se montrent également sur la partie antérieure et sur la partie postérieure du cou. Nous avons signalé les rapports qui existaient entre les kystes simples et les kystes séreux des adultes ; au contraire, les tumeurs dont nous allons parler ne semblent pas avoir leur analogue en dehors de l'état congénital. C'est ce fait qui avait frappé César Hawkins et l'avait porté à s'occuper de cette variété de tumeur congénitale du cou à l'exclusion des autres.

Cette classe des kystes composés peut, nous allons le voir, être à son tour divisée en variétés secondaires. Nous avons dit, en effet, que ces tumeurs se montraient également à la région antérieure et à la région postérieure ; mais, selon qu'ils occupent l'une ou l'autre de ces deux régions, une grande différence les sépare. Les kystes postérieurs, en effet, se montrent habituellement sur des enfants nés avant terme et portant souvent quelque vice de conformation ; ceux de la partie antérieure, sur des enfants nés à terme et bien portants. Pourquoi cette dissemblance considérable que n'expliquent ni l'anatomie pathologique ni la symptomatologie ? Il semblerait, au contraire, que les tumeurs de la partie antérieure, en rapport souvent avec des organes importants, devraient être plutôt une chose fâcheuse que celles de la partie postérieure, qui sont situées entre la peau et le plan des muscles cervicaux postérieurs. Nous établissons donc une distinction entre les kystes composés, selon qu'ils occupent la région cervicale antérieure ou postérieure. Sans scinder leur étude, nous exposerons successivement leurs caractères respectifs.

Une division des kystes congénitaux composés pourrait-elle être basée sur la nature de leur contenu ? On pourrait le penser d'abord, puisque les uns ne renferment que du liquide, les autres du liquide et des matières organiques solides. Mais ce liquide est tellement variable dans son aspect et sa nature, non-seulement dans les différentes tumeurs, mais dans les diverses parties d'une même tumeur, on voit si peu le rapport qui existe entre la nature du liquide et les substances solides qui y sont mêlées, qu'une division ayant une base aussi peu fixe ne nous semble pas pouvoir être faite. Nous dirons seulement ici que, par la nature de leur contenu, certains de ces kystes semblent être des kystes hématiques, tandis que les autres se rapprochent de ce que Lebert a appelé kystes dermoïdes.

ANATOMIE PATHOLOGIQUE.

Siége. — Comme pour les kystes simples, nous nous demanderons d'abord quel est le siége véritable des kystes congénitaux composés. Se développent-ils dans certains organes du cou, sont-ils formés primitivement dans les éléments disséminés des glandes salivaires ; au contraire, ne sont-ils que des produits pseudo-plastiques? Ce sont là autant de questions auxquelles il est bien difficile de répondre et sur lesquelles nous reviendrons en examinant l'étiologie et le développement de ces kystes. Au point de vue purement descriptif, on peut dire qu'ils occupent le tissu cellulaire du cou. Habituellement sous-cutanés, les kystes composés se disséminent souvent dans les parties profondes et vont se placer au-devant de la colonne vertébrale, derrière le pharynx et l'œsophage pour gagner même quelquefois l'apophyse basilaire. Il en est ainsi, du moins, pour les kystes de la région antérieure, car ceux de la région postérieure semblent toujours siéger sous la peau en dehors du plan postérieur des muscles cervicaux. Pour M. Voillemier (1), ce serait bien dans le tissu cellulaire que siégeraient les kystes du cou, et voici ce qu'il dit à ce propos : « Nous avouerons que nous sommes disposé à regarder le tissu cellulaire comme étant le siége le plus fréquent des kystes du cou. Dans cette supposition, on s'explique bien plus facilement que dans toute autre, les places si diverses occupées par les kystes, leur développement rapide, leur direction variable, et surtout leur nombre quelquefois considérable. » Presque toujours les kystes congénitaux composés gagnent la base de la langue sous laquelle ils font une saillie très-appréciable, d'où leur assimilation à la grenouillette. On voit quelquefois des kystes isolés derrière l'œsophage ; dans un cas, on en a trouvé entre les muscles ptérygoïdiens.

Les kystes antérieurs sont le plus souvent volumineux et occupent à la fois les régions antérieure et bilatérales du cou. S'ils sont petits, ils restent unilatéraux, et alors ils ne paraissent pas avoir plus de prédilection pour un côté que pour l'autre. On se rappelle, au contraire, que les kystes simples semblent siéger toujours du côté gauche. Ceux de la région postérieure occupent de préférence la ligne médiane, s'étendant également de chaque côté de la colonne vertébale ; dans certains cas, cependant, on les voit

(1) Voillemier, *Des kystes du cou*. Concours de clinique chirurgicale, 1851.

partir d'un des côtés de cette ligne pour aller jusqu'à l'acromion.

Disposition générale des kystes composés. — Ils se présentent généralement sous la forme d'une tumeur unique formée par la juxtaposition d'un grand nombre de petits kystes; ailleurs, la tumeur principale est constituée par deux ou trois masses secondaires reliées entre elles par du tissu cellulaire lâche ou plus ou moins condensé. Autour de ces tumeurs ou à leur surface sont le plus souvent disséminés de petits kystes isolés, placés quelquefois assez loin de la masse principale. Par leur face externe, les kystes congénitaux sont sous-cutanés et recouverts par la peau doublée du peaucier et de la lame superficielle du *fascia superficialis*. Une bride aponévrotique ou un tendon musculaire, comme par exemple celui du digastrique, peut leur donner extérieurement l'aspect bilobé.

Parois. — On peut voir dans certains cas une membrane fibro-celluleuse unique enveloppant toute la tumeur, mais il est loin d'en être toujours ainsi, et le plus souvent celle-ci est formée par l'agglomération de petits kystes réunis par l'intermédiaire du tissu cellulaire; quelquefois abondant, celui-ci dans d'autres circonstances est plus ou moins lâche; ailleurs il est modifié dans son aspect et sa consistance.

Nous devons maintenant nous occuper avec soin des kystes secondaires. Ils sont le plus souvent en nombre considérable : dans une observation de M. Lorain, il y avait seulement six kystes; il y en avait quatre-vingts à cent dans une autre observation du même auteur. Wernher dit que l'on a vu leur nombre dépasser quelquefois plusieurs centaines. Leur volume est en raison inverse de leur nombre. Gros quelquefois comme un œuf de poule, ils ne dépassent pas habituellement le volume d'une noix ou même d'une noisette. Dans une même tumeur, le volume respectif des kystes peut être très-variable. Dans certains cas, on trouve, à côté de kystes plus gros, une quantité considérable de petits points durs, inégaux, atteignant le volume de la tête d'une épingle; ce sont sans doute de petits kystes incomplétement développés. Leur forme générale est arrondie, mais, par leur pression les uns contre les autres, ils peuvent se déprimer et s'aplatir plus ou moins. Mais les parois de deux kystes voisins ne se touchent pas toujours immédiatement et sont dans certains cas séparés l'un de l'autre par une substance cellulaire, sarcomateuse ou cérébriforme, au milieu de laquelle on voit quelques petits kystes disséminés. La réunion des kystes les uns avec les autres offre souvent l'aspect de grappes de raisin.

Quand ils sont associés, les kystes secondaires se présentent sous l'apparence d'une masse blanchâtre; isolés, ils sont transparents ou offrent une coloration d'un blanc bleuâtre. Leurs parois sont constituées par deux membranes, une externe fibreuse, une interne de nature séreuse. La couche fibreuse est plus ou moins épaisse, plus ou moins résistante. Deux kystes voisins présentent souvent sous ce rapport une différence notable, différence qui se retrouve même quelquefois sur différents points d'un même kyste.

Cette enveloppe est parfois très-mince, plutôt celluleuse que fibreuse, d'où la transparence évidente des kystes.

Wernher a signalé entre la membrane fibreuse et la séreuse une couche vasculaire qui ne paraît pas constante dans son existence. Nous croyons plutôt que, dans certains cas, la vascularité des kystes augmente de façon à ce que les vaisseaux interposés entre les deux couches interne et externe simulent une enveloppe spéciale.

La surface interne des parois de ces kystes est, comme nous venons de le dire, de nature séreuse. Ordinairement lisse, elle présente quelquefois certaines modifications : tantôt elle est parcourue de stries réticulées décrites par Otto comme des vaisseaux oblitérés, tantôt elle offre des saillies qui la divisent en cavités plus ou moins spacieuses. Sur cette séreuse on peut constater la présence d'une couche épithéliale dont les débris se rencontrent fréquemment dans le liquide du kyste.

Les kystes sont sujets à certaines transformations. D'abord ils peuvent se rompre les uns dans les autres de manière à former un kyste plus volumineux par la réunion de deux ou plusieurs d'entre eux. Cela se conçoit facilement quand leurs parois sont tendues, minces; en un mot, plutôt celluleuses que fibreuses. Mais ils peuvent éprouver dans leur constitution des changements bien plus importants. Voici, à ce propos, ce que dit Wernher : « Les parois des kystes, primitivement transparentes, minces, séreuses, peuvent devenir cartilagineuses, osseuses, s'infiltrer de matière calcaire ; les kystes, se remplir de masses colloïdes ou sarcomateuses, ou analogues à des adénômes, ou même vasculaires, analogues au fongus hématode, qui finiraient par perforer la peau et viendraient végéter à l'extérieur. » Nous n'avons rien trouvé d'analogue à une marche semblable dans aucune des observations publiées, et nous serions volontiers disposé à croire que, si quelquefois les parois kystiques s'infiltrent de matériaux calcaires, jamais elles ne subissent la dégénérescence carcinomateuse. Sans doute, dans les cas auxquels Wernher fait allusion, on aura confondu avec des kystes congénitaux des tumeurs de nature toute différente.

Contenu. — Il est excessivement variable. On trouve dans ces kystes de la sérosité, du sang plus ou moins modifié et altéré, de la graisse, du cartilage et des os. Le contenu varie même pour une même tumeur : dans un des kystes qui la composent, on trouve de la sérosité parfaitement limpide, dans un kyste voisin du sang pur, dans un autre du sang altéré et des débris osseux. On voit donc qu'il serait impraticable de baser une division des kystes congénitaux composés sur la nature des matières qu'ils contiennent, d'autant plus que, quelles qu'elles soient, elles ne semblent pas modifier l'aspect des parois ambiantes.

La sérosité est quelquefois parfaitement claire, plus souvent jaunâtre. On l'a vue plus rarement prendre une coloration verdâtre, comme si elle tenait en suspension la matière colorante de la bile. Dans le cas de kyste du cou que j'ai pu voir avec M. Lorain, une première ponction donna issue à un liquide incolore ; quatre jours après, par une ponction sur un point différent de la tumeur, on obtint un liquide de couleur verte. La coloration et la nature variables du liquide dans la même tumeur prouvent bien l'indépendance des kystes qui la composent.

Très-fréquemment le liquide, au lieu d'être séreux, est sanguinolent, de couleur brun-chocolat. Wurtzer croit que le liquide séreux et limpide appartient aux kystes récents, le liquide sanguinolent et surtout celui d'aspect chocolat aux kystes anciens. Cependant, souvent des kystes fort petits contiennent un liquide trouble, épais, tandis que d'autres kystes de la même tumeur, quoique très-volumineux, contiennent une sérosité limpide. M. Lorain, dans une de ses observations, émet l'opinion qu'on peut expliquer la présence du sang dans quelques-uns de ces kystes, par des hémorrhagies survenues à la suite de la compression subie par ces parties pendant l'accouchement. Nous serions très-porté à adopter cette manière de voir pour certains cas ; mais il en est d'autres dans lesquels la présence du sang paraît être antérieure à la naissance.

Dans un cas de kyste congénital multiloculaire du cou qui appartient à M. Giraldès (1), le liquide obtenu par une ponction fut examiné au microscope et analysé chimiquement. L'examen histologique fit constater l'existence dans son intérieur :

(1) *Gazette des hôpitaux*, 1860, p. 13.

1° De globules sanguins intacts;

2° D'une petite quantité de globules granuleux déformés ;

3° De quelques globules blancs;

4° De quelques cristauxd'hématoïdine;

5° De quelques plaques d'épithélium et de globules graisseux.

L'analyse chimique fit reconnaître que c'était un liquide albumineux, légèrement alcalin et contenant pour 100 :

Eau	94,86
Albumine	4,90
Sels alcalins	0,24
	100,00

Les sels alcalins étaient surtout du chlorure de sodium avec des traces de sel de potasse. L'albumine était coagulable par la chaleur et dégageait par la coction de l'acide sulfhydrique.

Ailleurs ce n'est plus du liquide que l'on rencontre dans les kystes, mais une matière rougeâtre, molle, pulpeuse, semblable à de la gelée de groseille; ou bien un mucus épais formant une sorte de couche qui tapisse leur surface interne. Ce mucus semble au microscope composé d'une matière amorphe contenant des globules sanguins altérés, déformés, granuleux, des cellules fibro-plastiques avec leurs noyaux, des noyaux libres et des plaques épithéliales.

Wernher dit que les kystes peuvent contenir des cartilages, des os, de la substance des méliceris, des poils. Dans les observations que nous avons trouvées dans différents recueils, nous n'avons jamais vu signaler la présence de poils ou de matière méliciérique; mais fréquemment la présence de corps osseux ou cartilagineux. Dans l'observation publiée par M. Giraldès nous trouvons noté ceci : en prenant entre les doigts la matière pulpeuse qui remplissait une partie des kystes, on y trouve un noyau dur, lobulé, à contours bien déterminés, qui, disséqué avec soin, se trouve être un morceau de cartilage de forme assez régulièrement triangulaire, recourbé à une de ses extrémités, et s'y terminant par une sorte de tête offrant sur sa surface des mamelons réguliers, d'une dureté osseuse. A la coupe, ce noyau offre l'aspect nacré du cartilage. Le microscope y démontre des cellules cartilagineuses en grande quantité, et dans les mamelons des ostéoplastes bien caractérisés et des cellules myéloïdes. Il y a là du tissu osseux en voie de formation. Autour de ce noyau cartilagineux et mou, le doigt sent, dans la masse visqueuse et rougeâtre, une quantité considérable de petits points durs, inégaux, atteignant le volume de la tête d'une épingle et dans lesquels le microscope découvre aussi de nombreux ostéoplastes et des cellules cartilagineuses.

Dans une observation du docteur Wurtzer rapportée par Joseph Gilles, on trouva dans la tumeur un os aigu qui, après son extraction, ressemblait à une dent incisive ; dans la même tumeur, on rencontra un fragment osseux entouré de périoste et une masse saillante, de nouvelle formation, qui ressemblait à une mâchoire et dans laquelle on pouvait facilement reconnaître un condyle et une apophyse coronoïde. Wernher regarde les cas de ce genre comme des inclusions fœtales ; nous rejetons complétement cette opinion. Nous serions plus disposé à voir dans la présence de ces os une variété de kystes dermoïdes si bien étudiés par M. Lebert ; d'autant plus que, d'après Wernher, on aurait quelquefois rencontré des poils, de la matière sébacée, dans les kystes du cou, absolument comme cela se voit dans les kystes dermoïdes. La formation des produits contenus dans cette dernière espèce de tumeurs rentre tout à fait dans une loi pathogénique générale que l'auteur (1) que nous citons a désignée sous le nom d'*hétérotopie plastique*. Voici la formule de cette loi : « Beaucoup de tissus simples ou composés et même des organes plus complets, peuvent se former de toutes pièces dans des endroits du corps où, à l'état normal, on ne les rencontre pas. »

Ces productions osseuses et cartilagineuses auraient-elles simplement pris naissance dans les parois du kyste pour plus tard devenir libres dans sa cavité. C'est encore là une hypothèse que nous signalons. En somme, nous constatons la présence des cartilages et des os dans certains kystes congénitaux du cou sans nous prononcer absolument sur leur origine.

État des parties voisines. — Nous devons rechercher si par leur présence au milieu des organes du cou, les kystes composés n'amènent pas quelque altération sur les parties avec lesquelles ils sont en rapport. Des amas de

(1) Lebert, Des kystes dermoïdes et de l'hétérotopie plastique en général. *Mémoires de la Société de biologie*, 1852, p. 203.

kystes peuvent entourer les vaisseaux et nerfs du cou : carotide interne, jugulaire interne, pneumogastriques, sans paraître modifier l'aspect ou la texture de ces cordons vasculaires ou nerveux. Mais il en est autrement si l'on considère leur influence sur les muscles et les aponévroses. Si, dans une observation de M. Giraldès, le peaucier semblait hypertrophié, il est généralement aminci. Souvent on trouve les fibres des sterno-mastoïdiens étalées à la surface de la tumeur. Ces fibres ont perdu leur coloration, et l'aponévrose qui les relie normalement semble ne plus exister. Les autres muscles sont souvent repoussés et ont leurs fibres écartées par la présence de petits kystes. Il serait intéressant de savoir quel rôle jouent les aponévroses du cou dans la délimitation de ces tumeurs, mais dans certains cas elles sont complétement modifiées et ont pour ainsi dire disparu au milieu de kystes nombreux. Hâtons-nous de dire que ces lésions ne sont pas constantes.

Les glandes salivaires sont quelquefois plus ou moins déformées et un peu déviées de leur position normale. Dans un cas, la glande parotide était complétement entourée par des kystes et réduite un peu dans son volume. Le corps thyroïde et le thymus, dans les différentes observations, ne paraissent modifiés ni dans leur situation, ni dans leur forme ou leur volume.

Dans deux cas nous trouvons noté l'épaississement de la muqueuse laryngée.

Nous plaçons ici une observation de M. Lorain qui fera bien voir les modifications que peuvent subir les muscles du cou par la présence de ces kystes multiples :

Observation V. — (*Comptes rendus de la Société de biologie*, mai 1853.)

Eugénie Constance est accouchée le 13 mai 1853 à la Maternité d'un enfant à terme qui ne vécut que 8 jours. L'accouchechement s'est fait naturellement, l'enfant étant en première position. On ne trouve dans les commémoratifs rien qui puisse éclairer sur l'étiologie.

Il portait au-dessous de la face une tumeur d'un volume considérable, qui descendait jusqu'à la partie moyenne du sternum, au niveau des mamelles, effaçait la saillie du menton, remontait de chaque côté jusqu'aux apophyses mastoïdes. La couleur de la tumeur était la même que celle des tissus environnants; elle était molle, fluctuante, frémissante, non dépressible, non pâteuse, plus développée du côté droit que du côté gauche.

Le lendemain et le surlendemain, la tumeur prit une teinte rouge vineuse, ecchymotique, que l'auteur attribue à la compression qu'avait dû subir cette partie pendant le dernier temps de l'accouchement. Mesurée très-exactement le troisième jour, elle présentait : diamètre transversal au niveau de la bouche, 25 centimètres; diamètre vertical de l'apophyse mastoïde au bas de la tumeur, 7 centimètres; périmètre d'une oreille à l'autre passant sous la tumeur, 27 centimètres.

La fluctuation, manifeste en certains points, ne peut être perçue en d'autres; la tumeur est indolore, non transparente, non pulsatile, elle ne subit aucune modification par la respiration ni par aucune manœuvre.

L'enfant dépérit tous les jours; mort lente et progressive.

Autopsie, 24 heures après la mort.

La conformation de tous les organes est régulière et normale, les viscères sont sains, nulle part de tumeur analogue à celle de la face.

La face est congestionnée. Si l'on abaisse le maxillaire inférieur, on voit la langue bleuâtre, soulevée comme si les éléments de la tumeur s'étendaient au-dessous d'elle. Une première incision donna issue à une quantité assez considérable de liquide séro-sanguinolent, et mit à nu un assez grand nombre de petits kystes de la grosseur en moyenne d'une noisette ; leurs parois sont minces, transparentes; les uns sont remplis d'un liquide séreux, limpide, légèrement jaunâtre ; les autres contiennent un liquide rosé ; d'autres sont noirs et remplis de sang liquide, au milieu duquel, dans quelques-uns, on trouve des caillots. Nous disséquons la tumeur avec précaution, et non sans rompre un très-grand nombre de ces vésicules. La peau est immédiatement accolée à ces kystes ; elle est si mince et leur est tellement adhérente, qu'on ne peut l'en séparer qu'avec difficulté. Ainsi les kystes sont tellement superficiels, qu'ils ont aminci la peau ; ils paraissent formés aux dépens du tissu cellulaire sous-cutané ; mais il est probable qu'ils sont venus primitivement des parties profondes du cou. En effet, on voit, alors que la peau est enlevée, des fibres musculaires éparses, écartées, étalées à la surface antérieure de la tumeur; ce sont les fibres du peaucier, formant comme un filet au-dessous duquel on aperçoit un très-grand nombre de kystes. Il en est de même sur les régions latérales des muscles sterno-mastoïdiens, leurs fibres sont étalées à la surface de la tumeur comme les cordes d'un violon sur un chevalet, ces fibres sont pâles ; on ne retrouve pas l'aponévrose qui doit les maintenir réunies en un faisceau. Entre ces fibres, et au-dessous d'elles, se voient des kystes plus profondément situés. Si l'on considère les muscles sterno-mastoïdiens, dans leur trajet et à leur extrémité, voici ce que l'on voit :

Leur bord externe délimite parfaitement la tumeur; au delà, il n'y a plus de kystes. La région postérieure et postéro-latérale du col sont donc parfaitement saines.

A leur insertion supérieure, on voit des kystes limpides, clairs, transparents, d'un petit volume, qui sont interposés entre les tendons d'attache.

A leur insertion supérieure, cinq ou six petits kystes de la même nature se voient dans l'intervalle qui sépare les insertions sternales des insertions claviculaires du muscle. Ces fibres musculaires ayant été rejetées de côté, nous avons continué la dissection de la tumeur. Entre les kystes, se voient la veine jugulaire externe, qui est vide, et les nerfs superficiels de la région cervicale antérieure.

Les limites de la tumeur sont les suivantes : en haut, les régions mastoïdiennes et parotidiennes et tout le bord du maxillaire inférieur; sur les côtes, les muscles sterno-mastoïdiens ; en bas la région thyroïdienne.

Jusqu'à quelle profondeur pénétraient ces kystes ? On en trouve entre les deux muscles sterno-hyoïdiens, entre les muscles hyoglosses et génio-hyoïdiens et sur les côtés du digastrique. Quant aux muscles sterno-thyroïdiens, thyro-hyoïdiens, ils sont complétement en dehors de la tumeur.

La trachée, le larynx, les vaisseaux et nerfs profonds du cou n'ont point été envahis par ces tumeurs.

Il aurait été intéressant de savoir quel rôle ont joué les aponévroses du cou dans la délimitation de ces tumeurs; mais elles ont été complétement modifiées, et ont pour ainsi dire disparu au milieu des kystes si nombreux.

Il était important de savoir quel avait été le siége primitif de ces kystes et s'ils ne s'étaient pas développés dans un organe, aussi avons-nous examiné avec soin tous les organes de cette région.

Les glandes parotides sont petites, pour ainsi dire atrophiées; on les retrouve entières et intactes. Les glandes sous-maxillaires n'ont pas tout à fait leur siége habituel; elles sont descendues plus bas que d'ordinaire ; elles n'offrent aucune lésion essentielle.

Le corps thyroïde est sain ; il a le volume, la couleur, la consistance ordinaires. Il en est de même du thymus, qui, du reste, est tout à fait en dehors des limites de la tumeur.

La situation de ces kystes, leur développement le long et entre les fibres des muscles, nous ont fait penser que leur siége avait été, dès l'origine, dans le tissu cellulaire intermusculaire. Cette manière de voir est pour ainsi dire confirmée par l'examen anatomique fait par M. Robin.

Quant à la forme et au nombre de ces kystes, voici ce que nous avons observé. Ils sont au nombre de quatre-vingts ou cent. Les plus gros n'atteignent pas le volume d'une petite noix, les plus petits sont du volume d'un gros pois. Ils sont isolés, généralement uniloculaires, bien que quelques-uns soient cloisonnés. La meilleure preuve de leur isolement, c'est la différence de leurs contenus.

Le nombre des kystes contenant du sérum est de beaucoup le plus considérable. Il nous semble qu'on peut expliquer la présence du sang dans quelques-uns de ces kystes, par des hémorrhagies survenues à la suite de la compression subie par ces parties pendant l'accouchement.

Nous ferons remarquer un côté intéressant de la question, et que nous n'avons pas le loisir de développer : c'est l'état de certains muscles et l'inertie à laquelle ils devaient être condamnés, et, par suite, l'infirmité qui devait en résulter pour cet enfant, en admettant qu'il eût pu vivre.

Examen microscopique des kystes par M. Robin :

Les kystes dont le liquide était transparent, incolore, ne contenaient que quelques rares globules sanguins, et quelques globules granuleux pâles, moins granuleux que ceux qu'on trouve dans beaucoup de kystes, ceux de la thyroïde, en particulier. Les kystes à liquide coloré offrent ces mêmes globules granuleux très-rares et une grande quantité de globules sanguins. De ces derniers, les uns sont intacts, les autres présentent des dentelures à leur surface qui leur donnent l'aspect framboisé, dentelures plus nettes et plus prononcées qu'elles ne sont sur les globules, qui s'altèrent dans une préparation faite avec une goutte de sang prise dans le liquide d'une saignée. C'étaient là les seuls éléments anatomiques en suspension dans le liquide des kystes.

SYMPTOMES.

Les kystes congénitaux composés du cou se présentent sous la forme d'une tumeur volumineuse, pendante au-dessous de la mâchoire inférieure et située sur l'une des faces antéro-latérales du cou ou sur toute sa partie antérieure. Dans certains cas, cependant, elles dépassent le maxillaire pour empiéter sur la joue, et, dans une observation d'Hawkins, la tumeur avait pour limite supérieure l'apophyse zygomatique. Leurs limites latérales sont, de chaque côté, le muscle sterno-mastoïdien et l'apophyse mastoïde, ce n'est qu'exceptionnellement qu'elles recouvrent plus ou moins le pavillon de l'oreille et gagnent la ligne courbe inférieure de l'occipital. Dans certains cas, elles soulèvent fortement le pavillon de l'oreille.

Les tumeurs unilatérales semblent occuper indifféremment le côté gauche ou le côté droit. On se rappelle que les kystes simples sont généralement, pour ne pas dire toujours, situés à la partie latérale gauche du cou. Ces tumeurs ont un volume qu'on peut ordinairement comparer à celui d'une orange de moyenne grosseur. Elles s'arrêtent en dedans à la houppe du menton et à la ligne médiane. Leurs limites inférieures sont beaucoup moins précises ; elles dépassent ordinairement la clavicule et peuvent descendre jusqu'au niveau du mamelon, recouvrant en dehors une partie du moignon de l'épaule, en dedans la moitié correspondante du sternum. Ces tumeurs, selon leur volume, sont aplaties ou plus ou moins saillantes. Dans un cas rapporté par César Hawkins, le kyste faisait une saillie de trois pouces.

Les kystes composés qui occupent toute la face antérieure du cou se présentent sous la forme d'une tumeur qui est bien plus considérable que lorsqu'elle siége uniquement sur l'un des côtés du cou. Elle peut atteindre le volume de la tête du fœtus lui-même ; quelquefois même, elle est plus considérable encore. Cette tumeur pend au-dessous de la face qu'elle semble repousser en haut, en suivant exactement la courbure du maxillaire inférieur, pour de là descendre au-devant du cou jusqu'à la fourchette du sternum et même jus-

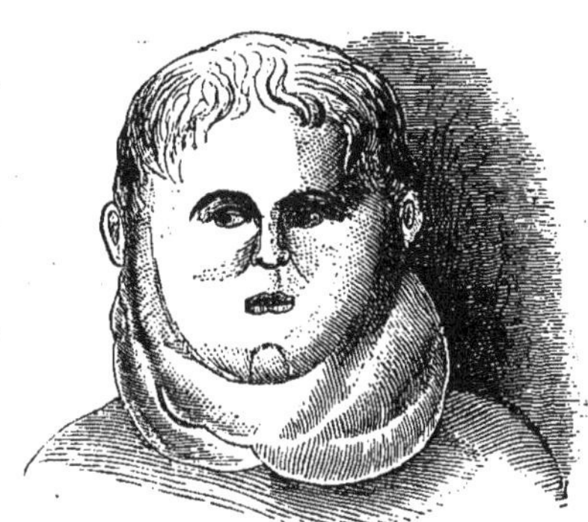

que sur la partie moyenne de cet os au niveau des mamelons. Latéralement elle s'étend d'une apophyse mastoïde à l'autre, en suivant plus bas la saillie du sterno-mastoïdien qu'elle ne semble dépasser dans aucun cas. Voici les mesures exactes d'une des tumeurs observées par M. Lorain : diamètre transversal au niveau de la bouche, 25 centimètres ; diamètre vertical de l'apophyse mastoïde au bas de la tumeur, 7 centimètres ; périmètre d'une oreille à l'autre passant sous la tumeur, 27 centimètres. Dans presque tous les cas, ces tumeurs bilatérales font une saillie plus volumineuse d'un côté que de l'autre; il ne nous semble pas y avoir, sous ce rapport, de fréquence plus grande pour le côté droit que pour le côté gauche. La limite inférieure de la face formée par la courbe de la mâchoire inférieure est effacée, et souvent l'orifice buccal paraît un peu rétréci.

Qu'ils soient bilatéraux ou limités à l'un des côtés du cou, les kystes composés font une saillie variable sous le plancher de la bouche, saillie qui refoule plus ou moins la base de la langue. On voit alors, en faisant ouvrir la bouche de l'enfant, une tumeur siégeant sur le plancher buccal, immédiatement en arrière du maxillaire inférieur. Elle est variable dans son volume, de couleur blanc bleuâtre, quelquefois presque transparente, ailleurs recouverte de petites veines variqueuses. Cette tumeur est molle, fluctuante, et l'on a pu dans certains cas refouler le liquide, ou du moins une partie du liquide qu'elle contenait dans la partie cervicale de la tumeur. Généralement elle s'étend à droite et à gauche du plancher de la bouche ; dans quelques cas, elle est unilatérale.

La peau qui recouvre la tumeur est peu adhérente aux parties sous-jacentes. Elle est ordinairement mobile et conserve sa coloration et son épaisseur normales. On peut voir cependant les veines qui la parcourent un peu plus apparentes qu'à l'état habituel. Dans un seul cas, on l'a vue distendue, amincie et intimement adhérente aux kystes sous-jacents ; ce fait est exceptionnel.

Au-dessous d'elle, la séparant de la tumeur, se trouve un tissu cellulo-graisseux plus ou moins abondant ; mais qui, généralement, se trouve en quantité assez grande pour gêner son exploration.

La tumeur examinée par la palpation offre les caractères d'une masse de consistance très-inégale, molle et peu résistante dans certains points ; elle donne ailleurs la sensation d'une tumeur solide. La main peut sentir qu'elle est formée, dans certains cas, de plusieurs masses distinctes, séparées par des sillons plus ou moins profonds ; ailleurs elle perçoit des inégalités et des bosselures très-sensibles qui font reconnaître la multiplicité et l'indépendance des kystes. Quelques-uns de ceux-ci peuvent s'isoler de la masse principale et être facilement reconnus. On en trouve quelquefois ainsi disséminés sur la glande parotide. Certaines tumeurs présentent dans une partie de leur masse, généralement dans les points superficiels, une fluctuation sous laquelle on retrouve une partie résistante. Ces différents caractères dépendent du volume des kystes qui composent la tumeur, de leur réplétion plus ou moins complète et du degré de condensation du tissu cellulaire interposé. Dans certains points de la masse morbide, les doigts peuvent reconnaître l'existence de petits corps très-durs, de consistance cartilagineuse. Sont-ce des corps cartilagineux ou osseux, ou bien des ganglions lymphatiques altérés ? Dans le cas que M. Lorain nous a fait voir, on sentait à droite et à gauche de la tumeur deux petites grosseurs semblables, qui étaient symétriques et du volume d'une aveline environ.

Nous plaçons ici deux observations tirées du mémoire d'Hawkins et reproduites dans la thèse de M. Virlet, qui nous semblent bien résumer les caractères physiques des kystes composés.

Observation VI. — *Observation de M. Hawkins.* Thèse de M. Virlet, 1854, Paris.

Un enfant de huit mois environ, portant une tumeur sur le côté droit du cou, fut présenté à M. Hawkins. On lui dit qu'elle avait, au moment de la naissance, le volume à peu près d'une petite orange et qu'elle avait graduellement augmenté de volume depuis cette époque. La tumeur s'étendait de l'apophyse zygomatique au cartilage cricoïde, et de l'apophyse mastoïde au menton; elle faisait une saillie de près de 3 pouces en dehors, ce qui faisait paraître ce côté de la face près de deux fois aussi large que celui du côté opposé; elle s'étendait également au-dessous de la mâchoire dans la bouche, repoussant la langue du côté opposé et en haut. Du reste, à part la difformité, l'enfant ne paraissait éprouver ni douleur ni inconvénient. La santé générale était excellente. La peau était saine et libre sur la tumeur. Le tissu cellulaire sous-jacent paraissait pénétré d'une grande quantité de graisse, la surface de cette tumeur était lisse et uniforme; en pressant sa circonférence, il était évident cependant qu'il y avait plusieurs petites inégalités globuleuses, dont quelques-unes assez dures, d'une apparence solide; quatre autres sur la parotide et les glandes sous-maxillaires semblant contenir un liquide; ce qui était d'autant plus probable que deux autres kystes s'apercevaient au-dessous de la langue, transparents comme des grenouillettes, mais renfermant un liquide d'un brun rougeâtre. Les kystes furent ponctionnés de temps en temps à mesure qu'ils se remplissaient, et les mêmes moyens furent employés pour d'autres qui se développèrent à mesure que les premiers se cicatrisaient.

Chacun d'eux renfermait un drachme à une demi-once de liquide, dans les uns limpide avec quelques traces de mucus et d'albumine; d'une couleur brunâtre dans les autres et ressemblant à de la gelée de groseille un peu liquide. Frictions avec l'hydriodate de potasse dans l'intervalle des piqûres.

Ce traitement fut continué pendant une année, quand la disposition à la sécrétion parut détruite et la tumeur réduite à un tiers de son volume primitif; ce qui restait présentait l'aspect d'un sac graisseux, lâche, avec deux ou trois masses solides au-dessous ressemblant à des glandes.

L'enfant fut perdu de vue pendant plusieurs années, mais la dernière fois qu'on l'examina, il ne restait plus rien.

Observation VII. — *Thèse de M. Virlet.* Paris, 1854.

Dans ce cas, la tumeur avait le volume d'une orange, molle, élastique, pouvant se déplacer sous la peau, occupant à peu près la même place que dans l'observation précédente, c'est-à-dire en avant de l'oreille et au-dessus de la mâchoire. L'enfant, qui avait alors un an, n'en éprouvait ni douleur ni inconvénient; la peau n'était point adhérente. On aurait pu s'arrêter à l'idée d'enlever la tumeur, comme si elle était de nature adipeuse; cependant elle renfermait plusieurs petits corps ronds, dont deux semblaient renfermer un liquide; la matière des autres était douteuse.

L'un d'eux près de la glande parotide contenait trois drachmes d'un liquide clair, les autres n'en laissèrent pas écouler une seule goutte après leur ponction.

M. Hawkins ne revit plus le malade.

Nous avons parlé jusqu'à présent seulement de signes physiques des kystes congénitaux composés, y a-t-il des symptômes fonctionnels? Si l'on s'en rapportait aux deux observations qui précèdent, on pourrait croire que ceux-ci n'existent pas, mais dans d'autres cas ces tumeurs ont amené des accidents graves en mettant obstacle à la respiration et à la déglutition. En général, les kystes du cou ne menacent nullement les fonctions vitales, et les enfants qui en sont porteurs ont une santé excellente, qui ne paraît nullement troublée par l'existence de cette affection. Wernher dit que, dans les cas où les kystes du cou se sont développés en avant des aponévroses cervicales, la respiration, la déglutition et la circulation ne sont nullement troublées; tandis que s'ils se développent en arrière de ces mêmes aponévroses, quelque petit que soit leur volume, ces mêmes fonctions ne tardent pas à être entravées. Nous partageons volontiers cette manière de voir. Tantôt il existe de véritables accès de suffocation, tantôt, au contraire, une asphyxie lente. Ces accidents sont causés moins par la pression des kystes sur le larynx et la trachée qui sont des organes résistants, que par le refoulement qu'ils opèrent sur la base de la langue et l'épiglotte qui, par suite, vient plus ou moins obturer l'orifice supérieur du larynx. C'est encore par l'action des kystes sur le jeu de la langue qu'on peut expliquer la gêne quelquefois considérable de la déglutition et la répugnance que les enfants témoignent pour prendre le sein. Dans certaines circonstances, on a noté l'existence de vomissements sans doute provoqués par l'action compressive de la tumeur sur les nerfs pneumogastriques (Wernher). Disons, enfin, que plusieurs fois on a vu de ces tumeurs se tendre et se gonfler par le fait des cris ou des efforts de l'enfant et que jamais elles n'ont présenté ni pulsations, ni mouvements d'expansion. A moins d'inflammation de la poche kystique, elles ne s'accompagnent ni de douleur, ni d'augmentation de température. Dans le cas de M. Giraldès, cependant, un des lobes de la tumeur paraissait douloureux à la pression.

Nous nous sommes jusqu'à présent occupé des kystes de la région antérieure, nous devons parler maintenant de ceux qui occupent la partie postérieure du cou. Disons d'abord que ceux-ci paraissent bien moins fréquents que ceux de la région antérieure. Wernher rapporte que le musée de Breslau en possède neuf exemples, mais il n'en cite lui-même aucune observation. Ces kystes occupent ordinairement la partie postérieure et moyenne du cou et sont placés, en quelque sorte, à cheval sur la colonne vertébrale ; d'autres fois, ils siégent sur l'une de ses parties latérales, entre elle et le sterno-mastoïdien et l'acromion. Lorsqu'ils siégent sur la ligne médiane, ils ont généralement pour limite supérieure la ligne courbe supérieure de l'occipital ; dans une observation, la tumeur partait, en haut, de la fontanelle postérieure. En bas, ils s'arrêtent à la septième vertèbre cervicale, ils dépassent rarement la deuxième ou la troisième dorsale. Ordinairement un sillon médian, parallèle aux apophyses épineuses, divise la tumeur en deux parties égales et symétriques. Ces caractères se reproduisent assez exactement dans l'observation suivante due à M. Lorain.

Observation VIII. — *Note sur un fœtus de quatre mois qui portait à la partie postérieure du col une tumeur volumineuse, par MM. Morgan et Lorain* (Mémoires de la Société de biologie, 1854, t. Ier, p. 139).

Le 25 octobre 1854, une sage-femme de Paris me présenta un fœtus de quatre mois présentant à la partie postérieure du col une tumeur volumineuse. Voici les renseignements qu'elle me donna sur la naissance de ce fœtus.

La mère est une femme de 33 ans, bien portante, ayant eu plusieurs enfants bien conformés. La dernière grossesse n'a été marquée par aucun accident, cependant l'accouchement eut lieu au cinquième mois.

Examen anatomique. — Le fœtus, du sexe féminin, bien conformé du reste, présente à la partie postérieure du col, une tumeur un peu plus volumineuse que la tête et ayant les insertions suivantes ; elle commence au niveau de la fontanelle postérieure et descend jusqu'à la deuxième ou troisième vertèbre dorsale. En travers, elle occupe toute la largeur du col entre les deux muscles sterno-mastoïdiens, et, à la région dorsale, elle occupe l'espace compris entre les deux épaules. Cette tumeur est hémisphérique, à base large, très-molle et fluctuante, et ne peut être déplacée. La peau n'offre, dans sa coloration ni dans sa contexture, rien de particulier. Il n'y a pas de développement vasculaire.

Je pensai d'abord, à cause du siége de la tumeur, à une ectrophie du cerveau, mais, en examinant attentivement la partie postérieure du crâne, je ne trouvai pas d'ouverture de communication.

La dissection de cette tumeur fut faite par nous le 22 octobre ; voici ce qu'elle nous permit de reconnaître. Ayant constaté par le toucher que cette tumeur contenait un liquide, qu'elle était fluctuante, molle, nous procédâmes de la façon suivante : Une incision fut pratiquée sur la ligne médiane dans toute la hauteur de la tumeur. Il s'écoula un liquide trouble, jaunâtre, tenant en suspension des corpuscules d'apparence graisseuse et d'autres albuminoïdes. Nous ne trouvons dans ce liquide ni sang ni caillots. Notre première incision a ouvert un kyste volumineux dont les parois sont lisses et semblent tapissées par une sorte de séreuse à la surface de laquelle on ne remarque aucun dépôt. Ce kyste est divisé par des cloisons très-incomplètes qui flottent dans son intérieur. A droite et à gauche de ce kyste, sont deux autres kystes de même volume, séparés du précédent par une cloison complète assez épaisse. Ils sont situés tous les trois parallèlement ; celui du milieu est plus grand que les deux autres, leur volume égale celui d'une petite pomme. Un quatrième kyste gros comme une noix est situé au-dessous du kyste du côté gauche. Un cinquième et un sixième kyste gros, l'un comme une noix, l'autre comme une noisette, sont situés au-dessous du kyste du côté droit. Ces kystes sont immédiatement sous-cutanés, un tissu cellulaire condensé les enveloppe de toute part. Les cloisons complètes qui séparent ces kystes sont formées par du tissu cellulaire épais, tapissé par des membranes analogues aux séreuses, en apparence du moins.

Quant au liquide, il est difficile de dire quel a été son aspect primitif; il est probable que ce n'a pas été du sang, mais un liquide contenant de l'albumine précipitée par l'alcool dans lequel le fœtus avait été plongé pour être conservé.

Les muscles de la région cervicale postérieure sont situés sous la tumeur, dont le véritable siége est dans le tissu cellulaire de la région.

Nulle communication n'existe entre la tumeur et la cavité crânienne ou rachidienne.

Comme on le voit par cette observation, la tumeur, très-large, occupait tout l'espace compris en arrière entre les deux muscles sterno-mastoïdiens. Dans d'autres cas, ces kystes de la région postérieure n'occupent pas la partie médiane du cou, mais siégent seulement sur l'un de ses côtés, entre la colonne vertébrale et le bord postérieur du sterno-mastoïdien. On voit alors la tumeur reposer sur les muscles grand droit antérieur de la tête, scalènes antérieurs et postérieurs intertransversaires du cou et sur le faisceau mastoïdien du splénius. Nous donnons, du reste, ici, une observation de ces kystes composés siégeant sur les parties postéro-latérales du cou. Elle a été recueillie dans le service de M. le professeur Nélaton par M. Lorain, et publiée d'abord par M. Virlet dans sa thèse.

OBSERVATION IX. — *Observation recueillie dans le service de M. Nélaton* (Thèse de M. Virlet, 1854, Paris).

Élisa Fournier est accouchée le 10 mai 1854 d'un enfant masculin, à terme. Dans le premier mois de sa grossesse elle fit une chute dans des escaliers, et, un mois avant d'accoucher, elle eut la petite vérole.

Le jour de sa naissance on apporta l'enfant à l'hôpital des

Cliniques, et le lendemain, à la visite, voici ce que l'on constata : A la partie latérale droite du cou, s'étendant de l'apophyse mastoïde à la clavicule, séparée en arrière de deux travers de doigt de la colonne vertébrale, se trouvait une tumeur énorme que l'on peut comparer sans exagération au volume même de la tête de l'enfant ; la peau qui la recouvre est saine, libre d'adhérences, présente une couleur grise verdâtre ; la tumeur est molle au toucher, tremblotante, fluctuante ; quant à la sensation de flot, on ne peut la percevoir. On voit à la surface quelques dépressions linéaires. Il est impossible de la réduire ni même de lui faire subir la moindre diminution par la pression la plus forte. Elle ne présente ni mouvements d'expansion ni pulsations. La tête est inclinée du côté opposé. Du reste, l'enfant est bien portant.

M. Nélaton fit une ponction, et la tumeur, contre toute attente, se vida en entier ; il s'en écoula près de 700 grammes de sérosité. Dans le voisinage de la clavicule, on sentait cependant encore deux ou trois petits kystes contenant de la sérosité. M. Nélaton hésita un instant, ne sachant lequel était préférable de faire une injection iodée, ou de retrancher une partie des téguments. Si l'hémorrhagie était à craindre, l'inflammation d'une aussi vaste poche était-elle sans danger? Il se décida pour la section. Pour éviter l'hémorrhagie, il affronta les parois du kyste, les comprit à leur base dans une ligature dont les points furent assez rapprochés, et excisa ensuite les lambeaux ; il n'y eut pas la moindre perte de sang. La plaie faite par cette ablation n'avait pas moins de 10 centimètres de longueur ; elle était oblique de haut en bas, d'arrière en avant, se dirigeant du bord externe du trapèze vers la clavicule, à l'union de son tiers antérieur avec les deux autres. Un pansement simple fut appliqué.

Il fut alors aisé de reconnaître la cause de ces dépressions qui simulaient des cloisonnements. C'étaient de simples brides fibreuses allant d'un point de la surface interne du kyste à l'autre. Çà et là se trouvaient encore appliqués contre la surface interne de ces mêmes lambeaux d'autres petits kystes en quantité peu considérable.

La plaie alla en se cicatrisant à vue d'œil. Le 20, il ne restait plus qu'un point saillant qui n'avait pas été suffisamment serré par la ligature ; le volume de la tumeur s'était accru et l'on pouvait estimer à 200 grammes la quantité de liquide qu'elle contenait.

Une petite tache érysipélateuse se montra sur la poitrine du côté malade, tache qui fut recouverte de collodion, ainsi que la partie supérieure de la tumeur qui présentait une légère exfoliation de l'épiderme. Le 23, il ne restait aucune trace de l'érysipèle, si l'on doit donner ce nom à cette tache. Mais, dès ce moment, l'enfant s'achemina lentement vers une mort certaine ; des plaques de muguet apparurent sur la langue, les gencives et toute la bouche. Une diarrhée séreuse se déclara. Le 30 au soir le kyste s'ouvrit spontanément à la partie inférieure de la plaie, sur une étendue d'un demi-centimètre. Le reste de la cicatrice étant intacte, il s'écoula une quantité de sérosité assez considérable, roussâtre et fétide. A partir de ce moment, l'état général de l'enfant ne fit qu'empirer, et le 10 juin au soir il succomba. L'autopsie fut faite par M. Lorain.

Autopsie. — Le kyste s'étendait de la troisième vertèbre cervicale jusqu'à la clavicule, mesurant une longueur de 8 centimètres environ, sur une largeur de 5 centimètres à peu près. Sa paroi externe était formée par l'aponévrose qui va du bord externe du trapèze s'insérer aux apophyses transverses. Il s'arrêtait ainsi à une petite distance du bord postérieur du sterno-mastoïdien en avant : en arrière il suivait assez exactement les fibres charnues du trapèze, il reposait sur les muscles grand droit antérieur de la tête, sur les scalènes, les intertransversaires et sur le faisceau mastoïdien du splénius. Plus bas, il passait en dehors du muscle scapulo-hyoïdien et se trouvait ainsi limité en bas par le feuillet moyen de l'aponévrose cervicale qui enveloppe ce muscle. Les limites de la tumeur ainsi établies, il est facile de comprendre qu'elle n'exerçait aucune influence sur les vaisseaux et les nerfs du cou, ni sur la glande thyroïde avec laquelle elle n'avait aucun rapport. A la partie inférieure et près de la clavicule, on trouva un petit kyste isolé ne communiquant pas avec le foyer, qui contenait un pus épais et blanchâtre ; près de lui.

mais communiquant avec le reste de la tumeur, se trouvait une cavité celluleuse renfermant du pus semblable, facile à distinguer de celui qui tapissait les parois du kyste qui était noir, moins épais et non réuni en une seule masse. L'intérieur du kyste était divisé en plusieurs loges irrégulières, anfractueuses, par des brides celluleuses allant d'une paroi à l'autre; il était facile de reconnaître ce kyste qui se développa après l'opération, à la partie supérieure.

On conçoit que, par leur situation à la partie postérieure du cou, ces tumeurs ne doivent pas s'accompagner de symptômes du côté de la respiration et de la déglutition, puisqu'elles ne peuvent comprimer ni la trachée ni l'œsophage, ni aucun des vaisseaux ou nerfs importants du cou. D'où vient donc qu'elles amènent, comme le signale Wernher, la naissance fréquente de l'enfant avant terme et s'accompagnent souvent de quelque vice de conformation? C'est là une question à laquelle il nous semble difficile de répondre. Au point de vue des signes que peut fournir la palpation, consistance, inégalités, bosselures, les kystes composés de la région postérieure du cou ne semblent différer en rien de ceux qui occupent la région antérieure.

Quelle est la marche des kystes congénitaux du cou à partir du moment de la naissance? Ils restent quelquefois stationnaires, mais, le plus souvent, ils s'accroissent en raison du développement général de l'enfant. Dans certains cas, selon Wernher, on pourrait voir les différentes poches kystiques de la tumeur saillir de plus en plus sous la peau, la perforer, se vider par un orifice étroit et, enfin, s'affaisser. Toute la tumeur étant ainsi vidée, il ne reste plus à sa place qu'une cicatrice bleuâtre, déprimée, sillonnée de plis cutanés s'irradiant de tous côtés. Ailleurs, l'enfant, impuissant à résister à ces efforts de la nature, meurt avant sa guérison. Dans un cas de Sandifort, la tumeur s'était couverte de petites inflammations limitées, comme furonculeuses, et par leur centre perforé se vidait le liquide contenu dans les kystes; l'enfant mourut bientôt d'épuisement.

D'après Volkers, le travail de guérison pourrait commencer dans l'utérus: on verrait alors la surface de la tumeur couverte de cicatrices se montrant au niveau des points de perforation des kystes.

DIAGNOSTIC.

Une tumeur volumineuse, pendante au-dessous du maxillaire inférieur et existant au moment de la naissance, molle et fluctuante dans certains points de son étendue, dure et inégale dans d'autres, faisant saillie sous la langue, sera facilement reconnue pour un kyste congénital composé.

Certaines tumeurs, cependant, peuvent être confondues avec cette affection, et nous devons rapidement examiner quels seront les caractères auxquels on les distinguera.

Nous devons placer d'abord les kystes congénitaux simples qui seront facilement pris pour des kystes congénitaux composés unilatéraux. Mais, dans la première partie de notre travail, nous nous sommes longuement étendu sur ce point de diagnostic, nous n'y reviendrons pas.

La saillie que les tumeurs dont nous nous occupons font sous la langue les fera aisément confondre avec la grenouillette. En résumant les recherches faites à ce sujet, il résulte qu'il n'y a pas de différence essentielle entre les kystes congénitaux composés du cou et ce qu'on a appelé grenouillette. Ces deux tumeurs se ressemblent au point de vue de leur siége commun au niveau du plancher de la bouche, de la nature de leur contenu et de leur structure anatomique. On donne plus particulièrement le nom de grenouillette aux tumeurs de petit volume presque exclusivement saillantes sous la langue, tandis que ces tumeurs volumineuses, qui font saillie à la face antérieure du cou en descendant jusque sur le sternum, ont reçu le nom de kystes du cou. C'est donc, comme on le voit, une différence de volume et d'étendue qui permettra surtout de distinguer les deux affections.

Dans l'observation que nous donnons plus loin de kyste congénital du corps thyroïde, les caractères de la tumeur étaient tels qu'on devait inévitablement la confondre avec un kyste congénital composé. Si, cependant, l'enfant qui portait ce kyste thyroïdien était né vivant, le diagnostic aurait peut-être pu être fait par le déplacement de la tumeur suivant les mouvements ascensionnels du larynx pendant la déglutition, mouvements qui ne se produiraient pas pour un kyste indépendant de la glande thyroïde.

Un goître congénital pourrait être pris pour un kyste

congénital composé. Mais la consistance plus ferme de la tumeur, son développement sur la ligne médiane et les parties inférieures du cou la distingueront des kystes congénitaux qui se développent surtout sur les côtés ou le long du maxillaire inférieur. Disons, en outre, que les tumeurs du corps thyroïde se meuvent de bas en haut avec le larynx pendant l'acte de la déglutition et que, bien plus fréquemment que les autres tumeurs du cou, elles amènent des accidents graves du côté de la respiration. Le diagnostic deviendrait, il est vrai, bien difficile, si, par le progrès du goître, il se développait dans son intérieur un kyste volumineux envahissant l'une des parties latérales du cou.

Dans un cas où la tumeur dépassait en arrière l'apophyse mastoïde, on crut qu'il s'agissait d'un encéphalocèle à cause du voisinage de l'occipital et aussi à cause de la présence d'un pédicule ayant la grosseur d'un œuf de pigeon que l'on croyait sentir s'avançant vers le crâne. Mais un encéphalocèle pourrait-il jamais s'étendre aussi loin du crâne, sur la partie antérieure du cou, au-dessous de la mâchoire inférieure? De plus, ces tumeurs sont ordinairement libres et ne tiennent au crâne que par un pédicule étroit, tandis que les kystes congénitaux s'étendent sur une large base. L'encéphalocèle est en partie réductible, caractère qui manque absolument à l'affection dont nous nous occupons. Dans la hernie du cerveau, la peau qui recouvre la tumeur est distendue, amincie, éraillée dans certains points, et même peut manquer dans une certaine étendue ; la peau reste ordinairement normale dans les cas de kyste congénital du cou.

Tout ce que nous venons de dire s'applique seulement aux kystes de la région antérieure. Avec quelles affections pourrait-on confondre ceux qui siégent à la partie postérieure? Nous ne voyons guère que le spina bifida et l'encéphalocèle. C'est seulement les kystes qui sont situés sur la ligne médiane qu'on pourrait prendre pour un spina bifida. Mais cette dernière affection se présente sous l'aspect d'une tumeur réductible, se gonflant pendant l'expiration, s'affaissant pendant l'inspiration ; sa compression entraîne la paralysie des organes qui reçoivent leurs nerfs de la partie de la moelle située au-dessous du point comprimé. Tous ces phénomènes ne se voient pas quand on a affaire à un kyste congénital. De plus, on pourra dans le spina bifida sentir quelquefois le hiatus qui permet aux parties contenues normalement dans la cavité rachidienne de faire hernie au dehors.

Ce serait plutôt avec l'encéphalocèle qu'on pourrait confondre les kystes congénitaux postérieurs, à cause de leur situation sur la face externe de l'occipital. Mais la tumeur que forme la hernie du cerveau est le siége de pulsations isochrones à celles du pouls ; les cris et les efforts un peu violents la font rougir et augmenter de volume. Elle se réduit et disparaît même quelquefois complétement sous la pression du doigt, pour reparaître aussitôt qu'on cesse la pression. A la base de son pédicule, on sent un cercle osseux ; c'est l'ouverture du crâne par laquelle les parties sont sorties. On voit donc les différences manifestes qui feront reconnaître les deux affections.

PRONOSTIC.

On voit des enfants naître avec des kystes congénitaux volumineux et cependant conserver tous les attributs de la santé ; la respiration, la déglutition se font chez eux sans entraves, et le développement général du corps s'opère comme à l'état normal. C'est ce qu'on pouvait observer chez le petit enfant que j'ai vu, grâce à l'obligeance de M. le docteur Lorain. Il était âgé de neuf mois, bien développé pour son âge, frais, gai, têtant et respirant très-bien, malgré une tumeur kystique volumineuse occupant toute la partie antérieure du cou.

Dans d'autres cas, les choses se passent tout autrement, et les kystes congénitaux du cou occasionnent des accidents très-graves. Il se produit une dyspnée lente et graduelle, quelquefois de véritables accès de suffocation. La déglutition s'opère avec la plus grande difficulté, et les petits malades ont une répugnance marquée pour prendre le sein. La mort alors paraît inévitable.

Selon que l'affection qui nous occupe prendra l'une ou l'autre de ces deux formes, on voit que le pronostic sera tout à fait différent. A quelles causes donc rapporter une telle dissemblance dans les symptômes ? C'est l'anatomie pathologique qui va nous éclairer sur ce point. Lorsque la tumeur occupe surtout les parties antérieures du cou, lorsqu'elle fait sous la langue une saillie modérée, on conçoit que la respiration et la déglutition se fassent bien et que, par conséquent, il n'y ait pas à craindre pour la vie de l'enfant. Mais, quand la tumeur fait une saillie considérable sous la base de la langue, celle-ci est refoulée en haut, l'épiglotte plus ou moins abaissée vers l'orifice supérieur du larynx, d'où gêne extrême de la déglutition et de la respiration. La dissémination des kystes dans les parties profondes du cou est encore une chose grave ; ils peuvent, en effet, entourer le pharynx, l'œsophage, les vaisseaux carotidiens, les principaux nerfs qui traversent la région cervicale et avoir sur les fonctions de ses différents organes un retentissement fâcheux. On conçoit que ces kystes profonds sont au-dessus des ressources de l'art par le fait de leur situation. Ajoutons enfin que par les modifications qu'ils entraînent dans la structure et les rapports des différents muscles, ils peuvent déterminer du côté de ceux-ci des lésions incompatibles avec la vie.

En résumé, lorsque la présence d'un kyste congénital du cou n'a pas de retentissement sur la santé générale de l'enfant, on devra espérer la guérison par les moyens appropriés ; mais quand, au contraire, il y a de la dyspnée, quand la déglutition est gênée et que l'enfant dépérit, on devra porter le pronostic le plus grave.

ÉTIOLOGIE.

C'est là un point tout à fait obscur. Nous ne voyons pas de causes occasionnelles capables de produire une semblable affection. Ces kystes se développent-ils primitivement dans des éléments disséminés des glandes salivaires, sont-ils le résultat de la persistance d'un organe de transition, ou bien peut-on leur attribuer une origine vasculaire? Ce sont là des questions pleines de difficultés que nous examinerons quand nous parlerons de la nature et du développement des kystes congénitaux du cou.

TRAITEMENT.

Avant de nous prononcer sur le meilleur mode de traitement applicable aux kystes congénitaux composés, nous devons examiner rapidement quelle a été la conduite des chirurgiens en présence des cas de cette affection.

En raison de l'isolement et de la mobilité de certaines parties des kystes composés, la possibilité de l'ablation a dû venir à l'esprit des praticiens. Mais déjà César Hawkins avait fait remarquer combien ce moyen était peu praticable à cause des connexions que présentaient quelquefois les kystes avec des organes importants, et de leur dissémination fréquente dans les parties les plus profondes du cou, où il serait bien difficile, sinon impossible de les atteindre. Ces kystes, en effet, sont souvent en rapport intime avec les vaisseaux carotidiens, la veine jugulaire interne et les nerfs pneumogastriques qui pourraient être lésés par l'instrument tranchant; de plus le voisinage de la plèvre au niveau de la clavicule est encore une circonstance qui doit plaider contre les tentatives d'ablation totale de la tumeur. Ce danger de blesser la plèvre pendant l'opération est signalé dans une observation de M. Broca qui, en présence des phénomènes d'asphyxie qu'occasionnait la tumeur, crut devoir en faire l'ablation.

Observation X. — *Bulletins de la Société anatomique*, 1855, page 240.

M. Broca montre le reste d'une tumeur qui avait le volume des deux poings et qui actuellement s'est en quelque sorte réduite à son squelette.

L'ablation en a été faite dans la région cervicale gauche chez un nouveau-né.

Le premier jour après sa naissance, l'enfant paraît s'être bien porté, mais, dès le lendemain, commença une asphyxie lente, qui augmenta bientôt au point de rendre la mort imminente. Le diagnostic de cette tumeur était incertain, ses limites inconnues, son extirpation possible seulement à l'aide d'une large plaie. Quelque défavorables que fussent ces conditions, et malgré le conseil contraire donné par plusieurs chirurgiens, M. Broca se décida à tenter l'opération assisté de M. Coffin.

La tumeur s'étendait en haut jusqu'à deux travers de doigt de l'occipital ; elle s'avançait vers la symphyse du menton sur la ligne moyenne, et descendait jusqu'à la clavicule par son extrémité inférieure. Des ponctions faites en avant et en arrière sur deux points fluctuants donnèrent issue, la première à une sérosité transparente, la deuxième à du sang rouge, et furent suivies chaque fois de l'affaissement de la tumeur. Celle-ci s'offrit alors au toucher comme une masse solide, oblongue, mobile, roulante sous la peau. Elle présentait des points assez durs et d'autres plus mous. Quelques chirurgiens pensèrent qu'il s'agissait ici d'un encéphalocèle à cause du voisinage de l'occipital et aussi à cause de la présence d'un pédicule ayant la grosseur d'un œuf de pigeon que l'on croyait sentir s'avançant vers le crâne. D'autres admettaient une inclusion fœtale, d'autres encore, une tumeur cancéreuse congénitale. C'étaient des kystes multiples renfermant de la fibrine coagulée, condensée, très-dure, au centre de laquelle se trouvait une matière analogue à du marc de café. La dissection de la tumeur exigea beaucoup de lenteur au voisinage de la clavicule, où la plèvre soulevée à chaque inspiration pouvait facilement être atteinte. Le sang coulait abondamment, et l'enfant serait mort d'hémorrhagie si l'opérateur n'avait employé la solution de perchlorure de fer qui fit cesser à l'instant même toute hémorrhagie.

Les suites immédiates de l'opération sont des plus favorables.

Cependant, l'enfant mourut trois semaines après, épuisé par l'abondance de la suppuration.

Comme on le voit, la dissection de la masse kystique fut difficile et donna lieu à une hémorrhagie abondante, et trois semaines après l'enfant mourait emporté par l'abondance de la suppuration. Nous croyons donc que dans tous les cas ce moyen serait suivi des mêmes accidents qui nous le font rejeter complétement. Quand la tumeur donne lieu à des symptômes d'asphyxie, c'est qu'elle comprime des organes importants, qu'elle gagne des parties profondément situées où on ne pourrait l'atteindre qu'au prix d'un délabrement considérable, qui serait fatalement funeste pour l'enfant. Dans une observation rapportée par Joseph Gilles, le docteur Wurtzer fit en quatre séances l'ablation successive des diverses portions de la tumeur ; les suites immédiates parurent assez heureuses, mais l'enfant finit par succomber d'épuisement.

Dans un cas de kyste congénital composé voluminineux (observation X[e]), M. Nélaton, après une ponction préalable, pratiqua l'excision des parois du kyste.

L'enfant fut pris d'érysipèle, puis, la diarrhée et le muguet survenant, il finit par succomber.

En présence de ces faits, nous n'hésitons pas, comme nous l'avons déjà conseillé pour les kystes simples, à rejeter complétement les opérations sanglantes, moins à cause des difficultés immédiates de l'opération, que par crainte des accidents qui peuvent en être la suite : hémorrhagies, érysipèle, phlegmon diffus, suppuration longue et abondante.

Peut-on songer à pratiquer une injection iodée dans l'intérieur des kystes congénitaux composés du cou? Ces tumeurs étant formées de kystes secondaires indépendants les uns des autres, il faudrait, pour arriver à la guérison complète, faire autant d'injections qu'il y a de kystes. Le grand nombre de ponctions qu'il faudrait faire, l'inflammation que la présence de l'iode dans chacune de ces petites poches pourrait causer, transformerait peut-être le kyste en un vaste foyer purulent. Pour obvier à cet inconvénient de la multiplicité des ponctions et des injections, M. Jules Roux a employé dans deux circonstances le moyen suivant : il fait à la peau qui recouvre la tumeur un pli qu'il traverse à sa base avec une sonde cannelée en fer de lance qui pénètre dans toute la tumeur sans y entamer le tégument. Puis, glissant rapidement dans la cannelure de la sonde un ténotome mousse et délié, il le porte dans diverses directions afin d'ouvrir le plus de poches possible dans ce kyste multiloculaire. Il fait ensuite une injection iodée. Comme on le voit, il transforme une tumeur multiloculaire et une tumeur uniloculaire, dans laquelle il pousse une injection. M. Jules Roux cite dans son mémoire deux cas où ce moyen a été heureusement employé. Nous donnons ici une de ses observations.

Observation XI. — *Observation de M. Jules Roux.* (Bulletin général de thérapeutique, 1856, t. LI, p. 455.)

Un enfant qu'on m'apporta sept jours après sa naissance présentait, en venant au monde, une tumeur volumineuse du cou.

Cette tumeur, située au côté gauche, a le volume de la tête d'un fœtus à terme. Elle s'étend en avant, de la ligne médiane jusqu'à la nuque, tandis que, limitée en haut par la portion horizontale du maxillaire inférieur, elle descend jusqu'à l'acromion. Cette tumeur saillante, sans changement de coloration de la peau qui la recouvre, est compressible, fluctuante, transparente dans sa partie supérieure. A l'aide d'une sorte de dissection sous-cutanée, on reconnaît qu'elle est bossuée à sa base et bilobée à sa partie supérieure et externe, et que le sillon qui la divise en ce point est dû à une bride fibro-graisseuse. Elle repose sur les parties profondes du cou, la trachée-artère, le pharynx, les vaisseaux, les nerfs. Elle gêne les mouvements de la tête. Indolore à la pression, elle se gonfle considérablement quand l'enfant crie, alors la face rougit et la respiration s'embarrasse. Les parents affirment que la tumeur grossit chaque jour.

Le 3 janvier, je pratique l'opération en présence de M. le docteur Martinenq.

Je fis à la peau de la partie antérieure et moyenne du cou, vers le bord externe du muscle sterno-mastoïdien, un pli que je traversai à sa base avec une sonde cannelée en fer de lance, qui pénétra dans la tumeur jusqu'à la nuque, sans y entamer le tégument. Je glissai rapidement dans la cannelure un ténotome mousse et délié que je portai dans diverses directions afin d'ouvrir le plus de poches possible dans ce kyste multiloculaire, sans courir risque cependant d'intéresser les gros vaisseaux. Durant cette manœuvre, et après la sortie du ténotome, il s'échappa par l'ouverture unique de la tumeur environ 100 grammes de sérosité filante, légèrement colorée par le sang.

La tumeur s'abaissa beaucoup et devint pâteuse, mais le cou ne reprit qu'incomplétement sa forme. L'exploration des éléments du cou rendue plus facile ne fit pas connaître d'autre kyste.

Je pratiquai une injection avec le mélange suivant :

Eau distillée	50	grammes.
Teinture d'iode	50	—
Iodure potassique	2	—

elle demeura 5 minutes dans la tumeur, après quoi je pratiquai un pansement simple. Le soir du même jour la poche commença à se distendre, les jours suivants elle augmenta encore de volume.

Le 6 février, la tumeur avait complétement disparu, il ne restait plus qu'une grosseur ayant les dimensions d'une noix, mobile, dure, composée probablement des parois rétractées des kystes.

Bien qu'aucun accident ne soit signalé dans cette observation comme ayant suivi l'opération et malgré le succès qui la couronna, nous serions peu disposés à employer le moyen préconisé par M. Jules Roux. L'injection iodée, comme nous l'avons déjà dit à propos des kystes simples, nous paraît être souvent dangereuse chez les enfants ; le ténotome pourrait aller blesser quelque gros vaisseau ou quelque nerf important. De plus, la tumeur n'est pas toujours entourée d'une membrane unique, les kystes qui la composent sont le plus souvent isolés dans le tissu cellulaire au milieu duquel l'injection iodée pourrait fuser par les déchirures faites au kyste au moyen de l'instrument tranchant. Nous n'avons pas besoin d'insister sur la gravité de cet accident.

Comme pour les kystes simples, et d'une façon encore plus formelle, nous croyons qu'on doit se borner à l'usage de petites ponctions faites à des intervalles plus ou moins éloignés sur les différentes portions de la tumeur : elles seront pratiquées avec un trocart explorateur ou bien un trocart à hydrocèle de petit calibre. On pourra ainsi amener la guérison de la tumeur ou tout au moins gagner du temps et laisser l'enfant arriver à un âge plus avancé où il pourra supporter un moyen de traitement plus énergique. Quand le petit malade aura deux ou trois ans, s'il est dans de bonnes conditions, peut-être pourrait-on, comme M. Jules Roux, détruire les parois des kystes par l'introduction d'un ténotome mousse dans l'intérieur de la tumeur. Mais nous croyons que ce moyen devrait être employé avec la plus grande circonspection et que l'opération devrait être faite en un certain nombre de séances, en agissant chaque fois seulement sur une petite étendue de la tumeur.

Les ponctions successives ont suffi à amener la guérison dans un cas que rapporte Hawkins, et c'est le seul traitement qu'il conseille dans les cas de kystes congénitaux composés du cou. Dans la discussion qui eut lieu à la Société de chirurgie sur le traitement de cette affection, Follin dit avoir eu à se louer du même moyen et il appuya son dire du fait suivant : « J'ai rencontré sur un enfant nouveau-né un kyste énorme occupant la partie latérale droite du cou : entre la tumeur et la poitrine, une ulcération s'était formée. L'enfant était dans un état presque désespéré. On fit néanmoins la ponction du kyste qui donna issue à un verre et demi de liquide séreux. La cicatrisation de l'ulcération s'opéra et l'état de l'enfant devint meilleur. Une nouvelle ponction fut faite quinze jours après la première et donna issue à un liquide sanguin.

« L'état général s'améliorant progressivement, le développement du kyste s'est arrêté ou à peu près. »

(*Bulletins de la Société de chirurgie*, 1859, t. X.)

QUATRIÈME PARTIE

KYSTES CONGÉNITAUX DU CORPS THYROIDE.

Nous avons observé, cette année, à l'hôpital Saint-Louis, dans le service de notre excellent maître M. le professeur Hardy, un fait, vérifié par l'autopsie, de kyste congénital du corps thyroïde. Nous n'avons pu trouver, parmi les différents exemples publiés de tumeurs congénitales de la thyroïde, aucun fait qui se rapportât à un kyste de cette glande. L'observation, que nous rapportons ici dans tous ses détails, démontre, cependant, la possibilité de la production de cette affection pendant la vie intra-utérine et nous autorise, croyons-nous, à considérer ce fait de kyste thyroïdien congénital comme une variété des kystes congénitaux du cou avec lesquels, cliniquement au moins, il présentait la plus grande analogie.

Observation XII. — *Observation de kyste congénital du corps thyroïde.*

Une femme de 22 ans, primipare, accoucha à l'hôpital Saint-Louis d'un enfant mort, portant à la partie antérieure du cou une tumeur volumineuse. Cet enfant est arrivé au sixième mois de la vie intra-utérine, il ne présente aucun vice de conformation ; sa mort paraît être récente.

La tumeur occupe toute la partie antérieure du cou ; mais elle est plus volumineuse et plus saillante sur sa partie latérale droite. Verticalement elle s'étend depuis la mâchoire inférieure dont elle suit la courbure jusque sur la partie latérale droite de la poitrine sur laquelle elle retombe. Transversalement elle va d'une ligne allant de l'apophyse mastoïde droite à la clavicule du même côté jusqu'à une autre ligne verticale qui passerait à 1 centimètre et demi environ, en avant de l'oreille gauche. Son plus grand diamètre vertical est de 9 centimètres, son plus grand diamètre transversal de 11 centimètres. La peau qui la recouvre est mobile, sillonnée de plusieurs veines volumineuses, et présente une teinte violacée dans sa partie la plus déclive. La forme générale de la tumeur est arrondie; son volume apparent celui d'une grosse orange. Par sa partie superficielle, elle donne par le palper une sensation fluctuante, cependant sa consistance générale est assez ferme, et sur plusieurs points de sa masse on croit reconnaître l'existence de petits corps durs. Elle paraît mobile sur les parties sous-jacentes.

On pratique une incision verticale sur la tumeur ; la peau, très-amincie, adhère faiblement aux parties sous-jacentes dont on la détache facilement. Au-dessous se trouve une couche celluleuse assez solide ; le peaucier semble avoir complétement disparu. En faisant une dissection attentive, on reconnaît que cette couche est l'aponévrose des muscles sous-hyoïdiens que l'on retrouve tous sur la tumeur. De chaque côté, largement écartés de leur position normale, se voient les sterno-mastoïdiens ; à gauche se trouvent l'omoplato-hyoïdien et le sterno-hyoïdien. On retrouve également les muscles congénères du côté droit, mais la tumeur ayant fait de ce côté une saillie considérable ils sont amincis et étalés sur elle. Ces muscles enlevés, on se trouve sur la tumeur elle-même ; sa paroi externe est constituée par une poche fibro-celluleuse peu épaisse. Incisant celle-ci, on fait sortir un peu de liquide brun-chocolat mêlé d'une matière blanchâtre qu'on reconnaît facilement pour être des débris de caillots sanguins. L'incision faite, on trouve une large cavité semblant formée de cavités secondaires qui se sont ouvertes les unes dans les autres. Au-dessous de cette cavité, se trouve une trame blanchâtre, assez épaisse, qui circonscrit des aréoles plus ou moins larges communiquant les unes avec les autres. Cette trame par son aspect et sa disposition ressemble aux colonnes charnues du cœur. Pressant sur la masse de la tumeur, on en fait sourdre des caillots fibrineux. La grande cavité que nous avons signalée, et qui occupait au moins le tiers de la tumeur, était la cause de la fluctuation que l'on percevait à travers la peau. La trame épaisse qui constituait le reste de la tumeur expliquait la résistance qu'on percevait au-dessous de la partie fluctuante.

Disséquant avec soin la masse morbide, on vit qu'elle se détachait facilement des parties environnantes, mais qu'elle adhérait fortement à la trachée-artère et à la portion inférieure du larynx avec lesquels elle semblait faire corps. Enlevant le plancher sternal, on détacha en une seule masse la tumeur, la trachée, les poumons et le thymus. Celui-ci appendait au-dessous de la tumeur, à sa place habituelle au-devant des poumons. La tumeur occupait la place du corps thyroïde dont on ne retrouvait, du reste, aucune trace, ce qui permettait de croire qu'elle s'était développée dans l'intérieur de cette glande.

En présence de cette tumeur, on crut d'abord avoir affaire à un kyste congénital composé du cou dont elle avait la situation, la forme et la consistance. Mais la dissection démontra qu'elle ne siégait pas comme ces kystes au milieu du tissu cellulaire superficiel et profond, mais au-dessous des muscles sous-hyoïdiens qu'elle avait refoulés en avant, à la place habituelle du corps thyroïde dont elle semblait être une transformation. La grande quantité de caillots fibrineux qu'on trouvait dans son intérieur, la coloration brunâtre du liquide contenu faisaient penser au premier abord que cette tumeur était d'origine vasculaire. Sans doute, dans la trame qui formait la partie solide de la tumeur on allait retrouver les éléments normaux de la glande thyroïde. Nous donnons ici le résultat de l'examen histologique de la pièce que nous devons à l'obligeance de notre excellent collègue et ami M. Muron.

La tumeur renferme une partie liquide et des parties solides à examiner.

1° Le liquide offre une coloration brunâtre ; son aspect est grumeleux: quantité de parcelles fibrineuses y sont en effet contenues.

L'examen microscopique démontre qu'il s'agit d'un épanchement sanguin en dégénérescence graisseuse. Des cristaux de cholestérine, de la fibrine persistant à l'état fibrillaire, des globules sanguins rouges et blancs déformés et granulo-graisseux, tels sont les différents éléments qui composent le liquide.

2° Les parties solides offrent une structure assez complexe.

On voit d'abord qu'il ne s'agit pas d'une simple poche uniloculaire. La face interne de la grande cavité est tapissée de filaments qui la parcourent et circonscrivent de nouvelles petites poches renfermant le même liquide.

La paroi de la grande poche présente une épaisseur très-variable de 3 à 4 millimètres dans ses parties les plus faibles, beaucoup plus dans d'autres points, car à cette même face interne sont adhérentes des masses qui constituent la tumeur elle-même.

La paroi est formée par un tissu connectif embryonnaire. Les cellules embryonnaires y abondent. Les faisceaux de tissu connectif présentent un volume peu considérable et ont pour la plupart une direction parallèle à sa surface. Des vaisseaux volumineux la sillonnent dans tous les sens.

Les masses elles-mêmes qui font partie de la paroi et se continuent avec elle sans transition, offrent aussi un développement exagéré des vaisseaux. Du tissu embryonnaire constitue la partie fondamentale de ces masses, tout comme de la paroi. Au milieu de ce tissu embryonnaire on trouve des îlots de cartilage arrondis ou ovoïdes parfaitement circonscrits.

Ces îlots de cartilage sont identiques à du cartilage fœtal hyalin. Les cellules cartilagineuses mères sont ovoïdes, allongées, et renferment dans leur intérieur deux ou trois capsules filles. La coloration de ces îlots n'est pas partout la même : les uns sont blancs, les autres jaunes; on dirait ces derniers teintés par la matière colorante du sang.

Des vaisseaux se montrent aussi dans ces îlots, et l'on constate entre deux vaisseaux une traînée de cellules cartilagineuses. Aucune paroi n'enveloppe ces îlots à moins que l'on n'appelle de ce nom le tissu embryonnaire qui les entoure de toutes parts.

Au voisinage de plusieurs de ces points cartilagineux, se rencontrent des fibres musculaires striées embryonnaires; ce sont, en effet, des fibrilles de 4 à 6 millimètres et manifestement striées dans le sens transversal, qui en se réunissant forment des faisceaux avec des directions différentes. Dans quelques points on rencontre quelques fibres isolées naissant au milieu d'un tissu exclusivement composé de cellules embryonnaires.

On trouve enfin des cavités remplies d'épithélium pavimenteux, à cellules aplaties à la périphérie, à cellules pavimenteuses au centre. Quelques-unes de ces cellules renferment deux et même trois noyaux. Leur volume est de 15 à 20 millimètres. Ces cavités sont peu nombreuses relativement aux îlots de cartilage et aux faisceaux de fibres musculaires striées.

Dans quelques points se montrent des dégénérescences muqueuse et pigmentaire. Des espaces à contours irréguliers offrent une réfringence brillante, et au milieu de ces espaces se trouvent des éléments cellulaires granulo-graisseux. D'autres espaces noirs sont encore visibles et ne sont nullement modifiés par l'acide acétique. Ils sont constitués par des blocs irréguliers de pigment noir.

Le tissu embryonnaire lui-même présente dans une foule de points une coloration jaune rougeâtre attestant évidemment des épanchements sanguins.

Nulle part sur toutes les coupes qui ont été pratiquées, nous n'avons pu trouver de vésicules closes, ce qui aurait permis d'affirmer d'une manière absolue le siége précis de la tumeur dans le corps thyroïde.

Pour nous résumer, nous dirons qu'il s'agit là d'une tumeur éminemment complexe présentant des dégénérescences. On trouve en effet un tissu embryonnaire comme base fondamentale de toute la tumeur, un développement exagéré des vaisseaux, des îlots derti aea lage fœtal hyalin, des faisceaux de fibres musculaires striées embryonnaires, des cavités remplies d'épithélium pavimenteux, et par-dessus tout cela des dégénérescences muqueuses et des épanchements sanguins. C'est, comme on le voit, une tumeur renfermant plusieurs tissus analogues à ceux de l'embryon, et nous ne saurions mieux faire que de la rattacher à ce genre particulier de tumeurs que M. Ranvier le premier a décrites en 1867 à la Société anatomique sous le nom d'*embryomes*.

Par l'examen micrographique seul, il n'aurait pas été possible de dire qu'on avait affaire à une tumeur de la thyroïde, puisqu'on ne trouvait pas les éléments qui constituent essentiellement cette glande : les vésicules glandulaires. Mais le siége de la tumeur au-devant de la partie antérieure du larynx et de la trachée, l'absence du corps thyroïde, montraient qu'elle ne devait être qu'une transformation de cet organe.

L'absence de vésicules glandulaires fait penser que cette tumeur aurait pris naissance dans les premiers temps de la vie intra-utérine, puisque, selon Remak, ces vésicules ne commencent à se montrer que vers le troisième mois.

CINQUIÈME PARTIE

SIÉGE ET DÉVELOPPEMENT DES KYSTES CONGÉNITAUX.

Dans quel organe prennent naissance les kystes congénitaux du cou? A quelle époque de la vie intra-utérine commencent-ils à se former? Voilà deux questions qui se présentent tout d'abord à l'esprit et que, vu leur importance, nous avons cru devoir examiner dans un chapitre spécial. Tous les auteurs qui ont traité ce sujet ont cherché en vain à élucider ces deux questions, et n'ont pu y répondre que par des hypothèses plus ou moins admissibles. Nous n'espérons pas être plus heureux; mais, exposant les différentes opinions qui ont été émises, nous rechercherons quelles sont celles qui semblent le plus se rapprocher de la vérité.

En parlant des kystes congénitaux du cou simples ou uniloculaires, nous avons indiqué les diverses opinions des auteurs qui leur assignaient comme point de départ possible soit un ganglion lymphatique, soit une bourse séreuse ou même le tissu cellulaire. Aussi nous n'y reviendrons pas, et nous aurons surtout en vue dans cette partie de notre travail la recherche du siége primitif des kystes congénitaux composés.

Pour les kystes situés à la partie postérieure du cou,

il était naturel de songer à l'existence antérieure d'un encéphaloïde ou d'un spina-bifida. On pourrait penser, en effet, que, dans une période antérieure, il aurait existé un hiatus vertébral qui se serait fermé plus tard, en séparant de la cavité méningienne une poche qui serait restée saillante à l'extérieur. On y penserait d'autant plus volontiers que cette espèce de tumeurs s'accompagne ordinairement de certains arrêts de développement. Mais contre cette théorie plaide la structure anatomique de ces tumeurs qui ne se composent jamais d'une seule poche, mais toujours d'un certain nombre de kystes agglomérés. De plus, on ne trouve aucune trace de hiatus vertébral et la tumeur est toujours située en dehors et jamais au-dessous des muscles cervicaux postérieurs. Il n'existe à la région postérieure du cou aucun organe auquel on pourrait rattacher l'origine des kystes congénitaux de cette région. Aussi croyons-nous qu'ils ont un point de départ commun avec les kystes de la région antérieure.

Mais où se forment ces derniers? Pour expliquer leur existence, on a eu surtout en vue le développement morbide des diverses glandes du cou et, entre autres, des glandes salivaires. Le relief que font les kystes de la région antérieure sous la langue, leur ressemblance avec la grenouillette, devaient évidemment conduire à cette opinion. Ainsi, d'après cette manière de voir, ces kystes nés en arrière du maxillaire inférieur dans le plancher buccal gagneraient ensuite les parties antéro-latérales du cou en repoussant et séparant les muscles situés au-devant d'eux. La composition de ces tumeurs formées de l'agglomération de petites poches indépendantes leur donne une ressemblance assez marquée avec les kystes glandulaires et autorise à penser qu'ils se sont développés dans les acini des glandes salivaires. Mais une première objection se produit d'abord contre cette opinion, c'est l'existence normale des glandes salivaires qu'on devrait ne pas retrouver si les kystes s'étaient développés dans leur intérieur. Cependant, on pourrait répondre à cela que, peut-être, à côté des glandes ayant leur situation et leur volume habituels, il aurait pu exister des glandules isolées, de même nature que les glandes elles-mêmes, dans lesquelles les kystes auraient pris naissance. Certains auteurs, en effet, et Béraud (1), entre autres, ont cherché à établir une loi qu'ils appellent *loi de diffusion* et qui consiste à démontrer qu'à côté d'un organe principal, on trouve, comme formant autant de satellites, de petits corps ayant la même structure que l'organe. On pourrait, en vertu de cette loi, penser que c'est à l'existence et au développement exagéré de ces petits corps que sont dus les kystes nombreux qui constituent les tumeurs qui nous occupent. Ce n'est là qu'une hypothèse que nous nous avons cru devoir signaler. Elle n'explique pas, en effet, la formation des kystes de la région postérieure du cou et l'existence de tumeurs semblables qu'on rencontre soit dans l'aisselle, soit à la région périnéale.

Comme on le voit par ce que nous venons de dire, nous avons peine à regarder les kystes congénitaux

(1) *Traité de Physiologie*, 2e édition ; *passim*.

composés comme se développant dans les glandes salivaires ou dans leurs dépendances. Cependant nous ne nous refusons pas à croire à la transformation possible de ces glandes en kystes congénitaux, comme semble le démontrer l'observation suivante :

Observation XIII. — *Kyste congénital du cou chez un fœtus. Observation recueillie par M. Blachez.* (Bulletin de la Société anatomique, 1856, p. 286.)

Madame M... n'avait jamais senti remuer pendant sa grossesse ; son ventre était très-volumineux et était distendu par une tumeur globuleuse dépassant de beaucoup l'ombilic. On diagnostiqua une hydropisie de l'amnios, fait qui se confirma au moment de l'accouchement.

Le fœtus expulsé porte à la partie antérieure du cou une énorme tumeur offrant le volume d'une noix de coco. La paroi de cette tumeur fut largement déchirée pendant l'accouchement. Voici quelles sont les limites de cette tumeur : en haut, elle descend du pourtour de la mâchoire inférieure qui est flottante et comprise dans l'épaisseur de la paroi ; le plancher de la bouche et la langue la limitent dans ce sens. En bas, elle descend jusqu'à la partie moyenne du sternum ; il est probable que, quand elle était pleine, elle devait saillir fortement en avant du cou. — En arrière, elle repose sur les organes du cou, qui n'ont avec elle que des rapports de contiguïté. La tumeur est sous-cutanée et comprend toute la peau de la région mentonnière, sous-hyoïdienne et cervicale antérieure. La paroi est formée par la peau, sans altération aucune, mais largement distendue, sans amincissement appréciable. Au-dessous d'elle existe une membrane d'apparence séreuse, et de sa face interne partent des cloisons incomplètes, fortement adhérentes, de même nature que la membrane dont elles dépendent. Ces cloisons ne sont nulle part assez développées pour former à l'intérieur de la poche des cavités indépendantes. En suivant la paroi supérieure de la poche, formée par le plancher buccal, on arrive dans une espèce de cul-de-sac au-dessous de la muqueuse linguale, doublée par le lingual superficiel. Quant aux autres muscles linguaux, on en distingue à peine quelques fibres qui viennent se perdre dans les parois de la tumeur. La mâchoire inférieure, flottante dans les parois de la poche, est formée de deux pièces séparées sur la ligne médiane par un intervalle de deux travers de doigt. Chacune de ces pièces est ossifiée. Le tissu osseux, friable et mince présente un aspect rayonné. L'échancrure sigmoïde est bien marquée, les condyles dessinés, et l'apophyse coronoïde mousse est peu saillante. Les condyles ne présentent pas de surface articulaire proprement dite; ils sont dépourvus de cartilages et distants de plus de 2 centimètres de l'apophyse zygomatique.

Au moment du passage de la tête, une partie du contenu de la poche, formé par du sang liquide et des caillots, s'est échappé ; mais il reste encore cinq ou six caillots ayant le volume d'un œuf, et dont les uns sont mous, rouges, peu consistants, les autres fermes, blanchâtres, formés de fibrine presque exclusivement. C'est dans l'intérieur de ces derniers que se rencontrent cinq ou six corps durs, amorphes, évidemment constitués par du tissu osseux. Le plus gros de ces petits corps est placé au voisinage de la mâchoire du côté droit ; il a le volume d'une aveline ; il est très-dur, comme éburné. Les autres sont beaucoup plus petits.

La poche, à part la large déchirure déjà notée, est complétement fermée, sans communication avec les organes et les vaisseaux voisins.

Les parotides sont bien développées. On distingue des vertiges de la glande sous-maxillaire droite. Quant à la gauche et aux glandes sublinguales, on n'en distingue pas de traces. Elles se sont probablement atrophiées par suite du développement de la tumeur.

Ainsi, dans cette observation, on signale la persistance de la glande sous-maxillaire droite, l'absence, au contraire, de la glande congénère du côté opposé.

On peut donc penser que c'est dans l'intérieur de cette dernière que la tumeur a pris naissance. Cette observation est encore intéressante à un autre titre : elle nous montre que le kyste s'est formé à une époque peu avancée de la vie intra-utérine, puisque dans l'épaisseur de ses parois on trouvait les deux portions non encore réunies du maxillaire inférieur, un des os les plus précoces du squelette.

M. Voillemier regarde le tissu cellulaire comme étant le siége le plus fréquent des kystes du cou, s'expliquant ainsi les places si diverses qu'ils occupent, leur direction variable, et surtout leur nombre quelquefois considérable. L'auteur que nous citons a surtout en vue, il est vrai, les kystes des adultes, mais nous sommes loin de penser que les kystes congénitaux puissent avoir pour point de départ le tissu cellulaire. Par quel mécanisme ce tissu s'organiserait-il en un grand nombre de cavités indépendantes, à parois isolées et quelquefois assez solides? Il faudrait admettre autant de petits épanchements qui se seraient ultérieurement enkystés; mais à quoi attribuer ces épanchements eux-mêmes?

Wernher ne pouvant assigner pour point de départ aux kystes composés ni les glandes salivaires ni aucun autre organe du cou, les considérait comme des produits de nouvelle formation, « des *produits pseudo-plastiques*, indépendants du fœtus et de tout organe quel qu'il soit. » Nous ne pouvons partager cette opinion. Les kystes congénitaux composés n'ont aucun des caractères des produits hétéromorphes connus et ne nous paraissent pouvoir leur être assimilés en rien.

Pour d'autres auteurs, entre autres Coote (de Londres), cité par M. Giraldès, les kystes congénitaux composés auraient pour point de départ des dilatations veineuses qui s'isoleraient plus tard, sous forme de kystes, des vaisseaux qui leur auraient donné naissance. On comprend facilement quel serait dans ce cas le mécanisme de la formation de ces tumeurs. On peut, du reste, rencontrer chez l'adulte des tumeurs ayant une origine semblable. Mon excellent collègue et ami, M. Terrier, aide d'anatomie à la Faculté de médecine, m'a dit avoir trouvé en avant du sterno-mastoïdien, sur le cadavre d'une femme adulte, une tumeur érectile, ayant environ le volume d'une grosse noix, enkystée et libre. En poussant une injection solidifiante par la jugulaire externe, on remplissait complétement cette tumeur, et les veines efférentes, la temporale superficielle et la maxillaire interne, recevaient la matière de l'injection.

En donnant aux kystes congénitaux du cou une origine vasculaire, on s'explique la quantité de sang ou de caillots qu'on rencontre dans leur intérieur. On s'explique aussi leur situation soit à la partie antérieure, soit à la partie postérieure où ils auraient pris naissance le long des vaisseaux occipitaux. Nous serions disposés à adopter cette opinion, malheureusement ce mode de développement n'est pas démontré. Il faudrait pour cela voir la tumeur au moment où les kystes sont encore accolés aux vaisseaux qui leur donnent naissance.

Un fait qui doit nous frapper, c'est le siége habituel des kystes congénitaux qui se montrent presque toujours au cou ou à la région périnéale. L'anatomie nous en donne-t-elle la raison? Certains kystes de la partie inférieure du tronc peuvent être regardés comme d'anciens spina bifida dans lesquels la moelle épinière n'aurait pas suivi les membranes qui plus tard se seraient isolées sous forme de kystes; mais il y en a auquel il est absolument impossible d'assigner cette origine. Aussi M. Veling (1), rejetant l'analogie des kystes périnéaux avec le spina bifida, avait été amené pour expliquer leur existence à présumer qu'il y avait des follicules, des vésicules déjà existants qui sous l'influence d'une irritation encore mal déterminée prenaient de l'accroissement. Ce n'était là qu'une hypothèse qui, au bout de quelques années, allait devenir un fait confirmé grâce aux recherches Luschka (2) qui découvrit la glande coccygienne. Celle-ci est située à la pointe du coccyx, dans une espèce de gouttière médiane comprise entre les deux insertions tendineuses du releveur de l'anus. Elle est formée d'un certain nombre de vésicules arrondies et de culs-de-sac qui sont renfermés dans les alvéoles d'un stroma celluleux. Cette glande affecte des rapports très-intimes avec l'artère sacrée moyenne aux branches de laquelle ses vésicules semblent appendues.

(1) Veling : Sur les tumeurs enkystées de l'extrémité inférieure du tronc. Thèse de Strasbourg, 1846.

(2) Luschka : De la glande coccygienne de l'homme (*Archiv. für pathologische anatomie*, t. VIII, nouvelle série, p. 101). *Gazette hebdomadaire*, 1860, p. 268.

Nous ne voulons pas nous étendre plus longtemps sur la glande de Luschka, disons seulement que, d'après cet auteur, sa découverte devait jeter du jour sur quelques questions d'embryogénie et d'anatomie pathologique, et que dans son intérieur se développaient certains kystes congénitaux du périnée. Cette dernière opinion fut pleinement adoptée par M. Perrin (1) dans une thèse soutenue à Strasbourg en 1860.

Comme nous le voyons par ce qui précède, on avait découvert au périnée un organe dont l'existence expliquait la formation des kystes congénitaux de cette région ; on pouvait penser qu'il existait au cou un organe semblable, non encore décrit, qui jouerait le même rôle dans la production des kystes cervicaux. Il existe, il est vrai, au niveau de la carotide primitive, une petite masse rougeâtre, connue sous le nom de ganglion intercarotidien qu'on avait généralement regardée comme un ganglion nerveux. Mais, dans sa dernière édition, Kölliker dit que Luschka et Arnold le considèrent comme un organe analogue à la glande coccygienne et lui proposent le nom de *glandula intercarotica*. C'est dans son intérieur, que se formeraieut les kystes congénitaux composés, du cou. Rapprochant ceux-ci de certains kystes périnéaux, on voit qu'ils auraient une même origine dans un organe de transition, formé de vésicules agglomérées dont la persistance, le grand

(1) Perrin, *De la glande coccygienne et des tumeurs dont elle peut être le siége*. Thèse de Strasbourg, 1860.

(2) Kölliker, Handbuch der Gewebelehre. Leipzig, 1867, cinquième édition, p. 643.

nombre et la dissémination constitueraient les tumeurs dont nous nous occupons. Arnold considère la glande de Luschka et la glande intercarotidienne comme formées par l'élargissement et l'enroulement de dilatations sacciformes des vaisseaux artériels. Si cette opinion est exacte, on voit qu'en somme les kystes congénitaux du cou, comme ceux du périnée, auraient une origine vasculaire.

A quelle époque de la vie intra-utérine se forment les kystes congénitaux? C'est là une question à laquelle le défaut de renseignements ne nous permet pas de répondre. Cependant tout porte à croire que leur formation se fait de très-bonne heure. Dans une observation de M. Lorain, on rencontra une de ces tumeurs sur un fœtus de quatre mois.

OBSERVATIONS.

OBSERVATION XIV.— *Observation de Wurtzer* (Casper's Wochenschrift, 1837.)

En novembre 1831, naît un enfant portant au cou une tumeur considérable s'étendant d'une oreille à l'autre, proéminente et ferme, plus saillante à gauche qu'à droite, et refoule en haut la mâchoire inférieure et les joues.

Elle est divisée en un grand nombre de loges. La couleur de la peau est normale, sa mobilité est la même; la tumeur a cependant une teinte violacée qui, avec l'élasticité qui l'accompagne, fait présumer une tumeur liquide s'étendant profondément dans les parties molles de la région cervicale.

L'enfant présente une grande dyspnée qui s'aggrava encore à la suite d'un coryza qu'il contracta, et il succomba épuisé, onze jours après sa naissance.

Pour procéder à l'examen anatomique, on injecta les carotides. On vit alors que la tumeur était formée par un amas de kystes dont les uns contenaient un liquide roussâtre sanguinolent, les autres un sang noir et poisseux, d'autres un liquide de couleur chocolat qui jaillit après l'incision du kyste.

Cette diversité de contenu indiquait sans doute un degré de maturité différent. Le liquide albumineux était de formation récente, le liquide chocolat était plus ancien.

Les parois des kystes étaient solides, tapissées à l'intérieur d'une séreuse lisse formée à l'extérieur d'une couche fibreuse épaisse.

La surface interne des parois était couverte de nombreuses fongosités, petites, découpées, violacées. Les parois étaient sillonnées de rameaux vasculaires injectés.

La glande thyroïde est normale, les cordes vocales légèrement œdematiées.

Le thymus et les poumons sont sains. Le cœur est normal et rempli de caillots.

Les causes sont inconnues. La mère de l'enfant attribue la formation de cette tumeur au dégoût que lui inspira un goître qu'un de ses parents portait au cou.

Observation XV. — *Ebermayer.* (Casper's Wochenschrift.

En octobre 1835 une primipare mit au monde une fille portant au-dessous du cou une tumeur lisse allant d'une oreille à l'autre, assez ferme, élastique, descendant jusqu'à la partie supérieure de la poitrine et recouverte d'une peau normale.

Cette tumeur énorme était légèrement étranglée vers le milieu, au niveau du larynx, de manière à présenter deux lobes latéraux de volume égal; pas de pulsations perceptibles, pas de dyspnée. La tumeur exerçait une pression évidente sur les mâchoires, gênait les mouvements de la bouche et refoulait vers le palais la langue qui était légèrement engorgée.

L'enfant est nourri au biberon. La tumeur n'augmente pas, ne présente pas d'élévation de température, pas de dépressions, pas de mamelons.

Le diagnostic étant fort obscur, on n'ose tenter une opération ; on craint une hémorrhagie qui pourrait être mortelle.

Cependant l'enfant maigrit et succombe dans le marasme.

A l'autopsie, la peau qui recouvre le lobe droit de la tumeur est devenue légèrement violacée.

Après l'incision du tissu cellulaire épaissi, jaillit un flot de sérosité sanguinolente et la tumeur s'aplatit.

Au fond de la plaie, on recueille une cuillerée de sang coagulé, légèrement décoloré.

Les parois de la tumeur étaient formées d'un tissu cellulaire épaissi.

Le lobe gauche était resté parfaitement saillant. En l'incisant, il s'écoula d'abord une sérosité presque limpide à laquelle succéda un liquide roussâtre sanguinolent en tout semblable à celui du lobe droit. Nulle part il n'existait de trace d'une lésion qui pût expliquer l'origine de ce sang.

De cet examen, il résulta la conviction que la vie de l'enfant aurait pu être conservée si l'on avait pu préciser le diagnostic.

OBSERVATION XVI. — *Observation de Gilles.* (Archives générales de médecine, 1853, p. 84.)

Ernest Schmidt, âgé de 20 mois, est reçu à la Clinique chirurgicale. Rien dans sa famille ne put éclairer sur la grosseur qu'il portait au cou.

Quand cet enfant vint au monde, on s'aperçut qu'il offrait dans la région sus-hyoïdienne gauche une tumeur grosse comme un œuf de poule. Elle était mollasse, non douloureuse et mobile. Une année se passa avant que la tumeur en fût au point où elle en est maintenant. La mère et l'enfant furent à ce moment, c'est-à-dire en 1850, le 20 novembre, reçus à la clinique de Bonn. Constitution cachectique, front très-large pour son âge, l'enfant ne tient pas sur ses pieds et ne parle pas. La tumeur s'étend de l'apophyse mastoïde gauche vers le menton, et elle occupe toute la région sous-hyoïdienne gauche.

Elle est du volume de deux poings, oblongue, un peu mobile, douloureuse, et pend comme un sac. Un sillon la divise en deux, le lobe gauche est rempli d'une masse dure, et n'est pas douloureux. On constate un hygroma congénital du cou.

On chercha à tonifier cet enfant, puis le docteur Wurtzer se décida à faire une opération.

Le 7 décembre, une incision de deux doigts d'étendue fut pratiquée sur la partie extérieure gauche de la tumeur à partir de l'oreille, jusque vers le menton. Trois onces d'un liquide visqueux s'écoulèrent, renfermant des granulations semblables à des grains de millet.

Vers le bord externe du maxillaire supérieur, on trouve une masse arrondie et dure. Entourée d'une ligature, cette partie fut réséquée. On s'aperçut qu'il s'agissait d'une masse fibreuse, et on lia les vaisseaux. On pratiqua un pansement simple : on put cependant reconnaître quelques autres kystes indurés. L'examen microscopique fit reconnaître dans le liquide quelques cellules de tissu lamelleux et cylindrique, et dans la masse dure des fibres celluleuses, séparées par des cellules de graisse et des cristaux. La tumeur s'enfla peu à peu et laissa couler un liquide filant, puis elle se remplit de bourgeons charnus. La dureté qu'on sentait à la partie postérieure de la tumeur se constate maintenant à l'antérieure. Enfin la constitution de l'enfant est telle que le docteur Vurtzer peut tenter une seconde opération. Le 13 janvier, il fait une incision de deux doigts et demi de longueur parallèle au maxillaire inférieur, et qui s'étendait de la partie supérieure de la tumeur vers la partie inférieure. Il incisa d'abord quelques fibres fibro-graisseuses, puis au fond et à la partie supérieure de la plaie, apparut un os aigu qui après son extraction ressemblait à une dent incisive : on ne put dire définitivement s'il était ou non détaché dans le kyste. L'incision fut conduite de là vers l'angle antérieur de la plaie, et une poche incisée laissa couler environ une once d'un liquide séreux jaune-verdâtre, comme le liquide de l'ascite.

L'examen anatomique ne fit constater qu'une masse fibro-graisseuse, et le liquide renfermait seulement des corpuscules d'exsudation et des cellules épithéliales.

L'état de l'enfant est bon ; les jours suivants il s'écoule par la plaie un liquide d'un jaune verdâtre, très-fétide ; la tumeur devient molle, et l'on peut sentir les parties endurcies. Le 17 février le chirurgien tenta la troisième opération. La tumeur avait augmenté de volume; vers le menton la masse était molle ; et vers la partie inférieure une portion dure avait pris naissance. Le docteur Wurtzer conduisit vers l'oreille l'incision qui restait de la seconde opération, et, après avoir disséqué la peau de chaque côté, il extirpa toute la masse morbide. On lia six vaisseaux. La tumeur graisseuse située vers le menton était de la grosseur d'une pomme; son centre était rempli par ce grand kyste affaissé qui avait été disséqué dans la deuxième opération. Ce kyste était contracté dans un canal étroit. De la paroi de ce canal rayonnaient des fibres longitudinales de tissu fibreux qui emprisonnaient des cellules adipeuses. A la partie postérieure vers l'angle de la mâchoire, le kyste fibreux était attaché à un fragment osseux, entouré de périoste, et à la partie antérieure, on trouvait une masse saillante, de nouvelle formation qui ressemblait à une mâchoire et dans laquelle on pouvait facilement reconnaître un condyle et une apophyse coronoïde. On trouvait aussi dans cette partie des masses fibro-graisseuses, de la grosseur d'une aveline, puis des fibres musculaires et beaucoup de vaisseaux. L'enveloppe du kyste dans les points où elle part du périoste renferme de petits kystes qui renferment soit de la graisse, soit une matière semblable à des grains de millet. A sa partie postérieure cet os était voisin du maxillaire inférieur ; la membrane qui l'y fixait contenait plusieurs vaisseaux.

L'enfant présenta une grande tranquillité après l'opération. Cependant un abcès se forma et laissa une partie dure. La mère quitta l'hôpital au mois d'avril, elle revint au mois d'août; l'enfant n'allait pas bien et avait une ophthalmie suite d'un mauvais régime; il se rétablit; le 5 août, le docteur Wurtzer fit la quatrième opération dans le but d'enlever les tumeurs de la région sus-hyoïdienne; la masse enlevée était d'aspect fibreux; l'enfant se rétablit, sortit de l'hôpital, mais succomba chez ses parents par manque de soins.

Observation XVII. — *Observation de kyste congénital du cou, par M. Giraldès.* (Gazette des hôpitaux, 1860, page 13)

L'enfant qui fait le sujet de cette observation est né à l'Hôtel-Dieu, le 3 novembre ; il était du sexe féminin ; il resta quelques jours dans le service de M. Legroux qui fit une ponction à sa tumeur. Il y fut observé par M. Trélat et montré à M. Robert. Mais sa mère l'emporta de l'hôpital sous prétexte de le mettre en nourrice et, immédiatement après sa sortie, elle l'abandonna à l'hospice des Enfants-Assistés où il fut déposé le 10 novembre. Il avait par conséquent sept jours lors de son entrée à l'hôpital.

Il présentait dans la région cervico-maxillaire du côté gauche une tumeur du volume d'une grosse orange, étendue du lobule de l'oreille qu'elle repoussait en haut jusqu'à la fourchette du sternum. En dedans et en haut, elle avait pour limite une ligne allant du lobule de l'oreille à la houppe du menton, en dedans et en bas elle dépassait un peu une ligne allant du menton à la fourchette du sternum. En arrière et en dehors elle débordait complétement le pavillon de l'oreille, en arrière duquel elle s'étendait à 2 centimètres environ. De là, elle descendait, limitée par une ligne presque parallèle au muscle sterno-mastoïdien qu'elle couvrait complétement, en bas, comme arrêtée par la clavicule, et était séparée par un sillon profond de la partie supérieure du thorax et du moignon de l'épaule. Un pli cutané très-prononcé reliait ce dernier à la base de la tumeur. Elle mesurait une courbe de 12 centimètres et demi par son grand diamètre, allant de l'oreille au sternum. Son petit diamètre, de la houppe du menton au milieu du bord postérieur, était de 10 centimètres. La peau qui la recouvrait avait sa coloration normale, à l'exception d'une vascularisation cutanée assez prononcée qu'on observait à sa partie supérieure et postérieure.

Cette tumeur était régulièrement arrondie, elle se tendait quand l'enfant faisait des efforts ou poussait des cris, et se divisait en deux lobes à peu près égaux, l'un supérieur, l'autre inférieur. La consistance était molle, la fluctuation y était manifeste. Il s'agissait là évidemment d'un kyste sous-cutané ; mais ce kyste était loin d'être aussi simple qu'on l'aurait cru à première vue. Les doigts sentaient par la pression, au fond de la tumeur, des masses dures, marronnées, flottant dans son intérieur et obéissant à tous les mouvements qu'on leur imprimait. Nous n'avons pas pu trouver de transparence. Pas de gêne de la respiration. L'enfant était bien conformé ; il paraissait se bien porter.

Le 21 novembre, l'enfant paraît plus souffrant ; il a du muguet.

La tumeur paraît un peu affaissee. Une ponction exploratrice est faite avec un petit trocart à sa partie supérieure ; on en retire ainsi une cuillerée de liquide jaune-rougeâtre, légèrement opaque, de couleur acajou clair, ne collant pas aux doigts. Cette ponction, ayant diminué un peu le contenu de la tumeur, en a rendu l'exploration plus facile. En pressant légèrement sa surface dans tous les sens, on peut facilement reconnaître que les masses qu'on avait senties flotter dans son intérieur forment une sorte de grappes et sont réunies entre elles par un pédicule commun. La plus volumineuse et la plus dure de ces masses est en arrière et en haut ;

celles qui en occupent la partie inférieure sont plus petites, plus molles ; leur résistance particulière fait deviner que ce sont des kystes.

Le 23 une nouvelle ponction exploratrice est faite sur la tumeur ; le liquide obtenu paraît plus rouge, son dépôt a plus l'apparence d'un caillot sanguin.

Le 30, depuis la dernière ponction, la tumeur, qui s'était un peu affaissée, s'est remplie et distendue davantage ; les sillons qui la divisent sont plus prononcés ; elle a pris une teinte légèrement bleuâtre.

Les jours suivants, l'enfant pâlit, maigrit ; il fut pris de muguet, et enfin il succomba le 16 décembre.

Le 17, *autopsie*. On met à nu la tumeur en disséquant avec soin la peau qui la recouvre, et après l'avoir détachée par insufflation, on voit alors qu'elle a pour enveloppes sous-cutanées :

1° La lame superficielle du *fascia superficialis ;*

2° Le peaucier étalé et hypertrophié.

Ce muscle envoie des fibres sur presque toute la surface de la tumeur ; de plus il forme comme deux brides, l'une supérieure, l'autre inférieure, qui circonscrivent assez bien sa base. Sous le peaucier, on trouve la lame profonde du *fascia superficialis*, et dans cette lame, vers le milieu de la face externe de la tumeur, existe une petite suffusion sanguine qui paraît correspondre au point où a été faite une des ponctions exploratrices. On remarque aussi sur cette face externe plusieurs brides fibreuses adhérentes à la paroi kystique ; l'une d'elles, très-forte et dirigée presque horizontalement, paraît avoir été la cause de la division de la tumeur en deux lobes principaux. Celle-ci est appuyée en arrière sur le muscle sterno-mastoïdien qui la contourne ; elle s'enfonce profondément dans l'épaisseur du cou en diminuant de volume et en formant un pédicule allongé qui paraît se dégager au-dessous de l'os hyoïde immédiatement au-dessous de la réflexion du muscle digastrique.

Cette partie rétrécie de la tumeur se trouve en rapport en arrière et en dehors avec l'artère carotide primitive et la veine jugulaire interne, et les nerfs qui accompagnent ces vaisseaux ; elle reçoit deux branches volumineuses qui se répandent sur ses parois et les vascularisent surtout à leur partie supérieure et postérieure. En haut elle se trouve en rapport avec la réflexion du digastrique ; en bas et en avant, le muscle omo-hyoïdien la contourne en formant une courbe à concavité postérieure ; en dedans, le lobe gauche du corps thyroïde se prolonge sur la base de la tumeur en lui adhérant légèrement à l'aide de quelques brides peu résistantes.

Si l'on dissèque plus profondément le pédicule, on voit qu'il va s'implanter, à l'aide de deux brides fibreuses très-fortes, d'une part sur le corps de l'os hyoïde, qui semble plus volumineux qu'à l'état normal et présente pour cette implantation une petite corne supplémentaire ; et d'autre part sur la partie latérale du cartilage thyroïde.

En résumé, on voit que la tumeur implantée sur les côtés du larynx se porte de là en dehors en s'étalant et se creusant une loge limitée en haut par le maxillaire inférieur, au-dessous duquel on voit la glande sous-maxillaire repoussée, en bas par la clavicule, en dedans par les muscles qui vont du sternum au larynx, et en arrière par le sterno-mastoïdien. Cette loge est formée en dehors par l'aponévrose superficielle du cou et par le peaucier hypertrophié qui coiffe la tumeur; comme elle est bien circonscrite en avant et en arrière par des muscles, on comprend pourquoi les cris et les efforts la tendaient fortement ; ces muscles en se contractant pressaient sur ses parois et tendaient à la refouler en dehors.

Une incision est faite sur la tumeur pour mettre sa cavité à découvert ; elle donne issue à trois quarts de verre d'un liquide jaune rougeâtre, analogue à celui qu'on a déjà retiré par la ponction. Les parois de la poche ont une épaisseur d'un millimètre et demi, leur surface interne est réticulée comme celle de l'estomac ou de la vessie ; sa couleur est d'un rose tendre, elle est tapissée par une couche molle, transparente, ressemblant à du mucus épaissi. Le fond de la poche est occupé par une masse de tumeurs de volume, de couleur et de consistance variables, dont l'ensemble offre assez bien une forme prismatique et triangulaire. Cette masse est divisée en trois lobes qui en occupent les angles, et qui sont reliés entre eux par une masse centrale lobulée et dure. Les tumeurs, en se pressant, s'aplatissent les unes contre les autres, ressemblent assez bien aux circonvolutions de l'intestin grêle. La masse totale mesure 6 centimètres par son grand diamètre.

Le lobe supérieur et externe est formé par une tumeur grosse, dure, mamelonnée, résistante, dont le grand diamètre est de 2 centimètres et demi. Très-vascularisée à sa partie inférieure, cette tumeur est d'un noir violacé dans toute son étendue; elle paraît pleine de sang noir, de sa surface se détachent de petites vésicules transparentes à parois très-minces, renfermant un liquide séreux; ces vésicules offrent tout à fait l'aspect des petites glandes labiales distendues qu'on observe sur la face postérieure des lèvres.

Le lobe interne est formé par une masse d'égale consistance, composé de kystes petits et nombreux accolés les uns aux autres; leurs parois de couleur opaline sont un peu transparentes et laissent deviner dans leur intérieur un liquide séreux et clair.

Le lobe inférieur est constitué par un gros kyste unique très-transparent, à parois très-minces, distendu par un liquide de couleur citrine.

La partie intermédiaire à ces trois lobes est occupée par une petite agglomération de tumeurs d'un blanc mat, dures, offrant quelques vaisseaux.

En soulevant toute cette masse de tumeurs, on voit que, réunies toutes ensemble comme les grains d'une grappe de raisin, elles vont s'implanter par un pédicule commun sur la paroi interne de la poche, un peu en avant du point d'insertion des brides fibreuses qui la fixent au larynx. Toute cette grappe semble une efflorescence de la face interne de la poche; sur cette paroi, près du point d'implantation de cette grappe, on voit une série de petits kystes transparents et accolés les uns aux autres, on dirait une nouvelle masse en voie de formation.

Chacune des parties diverses dont nous venons de voir l'aspect extérieur est ensuite étudiée avec soin dans sa texture intime. Le mucus épaissi qui tapisse la paroi interne de la grande poche semble au microscope formé par une matière amorphe contenant des globules sanguins altérés, déformés, granuleux, des cellules fibro-plastiques avec leurs noyaux, des noyaux libres et des plaques épithéliales.

La grosse tumeur noirâtre, dure, rénitente, qui constitue le lobe supérieur et postérieur de la grappe, est divisée dans toute son épaisseur ; on la trouve remplie par une substance pulpeuse d'un rouge foncé, visqueux comme une gelée de groseille très-épaisse et paraissant formée par du sang altéré. En prenant cette pulpe entre les doigts, on y trouve un noyau dur, lobulé, à contours bien déterminés, qui, disséqué avec soin, se trouve être un morceau de cartilage de forme assez régulièrement triangulaire, recourbé à une de ses extrémités, et s'y terminant par une sorte de tête, offrant sur sa surface des mamelons réguliers, d'une dureté osseuse. A la coupe, ce noyau offre l'aspect nacré du cartilage. Le microscope y découvre des cellules cartilagineuses en grande quantité, et dans les mamelons des ostéoplastes bien caractérisés et des cellules myéloïdes. Il y a là du tissu osseux en voie de formation. Autour de ce noyau cartilagineux et mou, le doigt sent, dans la masse visqueuse et rougeâtre dont nous avons parlé, une quantité considérable de petits points durs, inégaux, atteignant le volume de la tête d'une épingle, et dans lesquels le microscope découvre aussi de nombreux ostéoplastes et des cellules cartilagineuses. Dans la matière visqueuse le microscope trouve des globules sanguins, altérés, granuleux, de la graisse et quelques cellules épithéliales, le tout enveloppé d'une substance amorphe.

Des incisions nombreuses sont faites dans la masse tuberculeuse centrale et dans le kyste qui constitue les deux autres lobes. Dans la première on trouve un aspect assez semblable à la coupe d'une tumeur adénoïde de la mamelle. Il y a là, enveloppée par une matière blanche, dure, comme fibreuse, une grande quantité de petits kystes séreux. Les autres kystes sont plus gros, mais ils n'offrent rien de remarquable. Leurs parois sont minces, opalines, demi-transparentes. Ils contiennent un liquide séreux. Dans quelques-uns on trouve des amas blanchâtres, granuleux, que le microscope démontre être de la graisse.

OBSERVATION XVIII. — *Observation de M. Hawkins.* (Thèse de M. Virlet, Paris, 1864.)

L'enfant qui en fait le sujet avait près de 3 mois lorsque les parents vinrent consulter pour la tumeur qu'il avait au cou. Il éprouvait de fréquents accès de suffocation.

La tumeur, située du côté droit du cou, offrait les mêmes caractères que les précédentes. M. Hawkins reconnut également la présence de quelques kystes; le reste de la tumeur était mou, élastique, compressible comme un nævus.

Quand l'enfant criait, cette portion devenait plus tendue et plus saillante; il existait sous la muqueuse buccale plusieurs vaisseaux variqueux, analogues à ceux qu'on observe quelquefois dans le voisinage des tumeurs sanguines.

L'enfant mourut quelques jours après dans un accès de suffocation.

Autopsie. — La peau ayant été disséquée, on reconnut que la tumeur avait presque le volume de deux oranges, séparées par un sillon profond, dû à la pression exercée par le tendon du digastrique repoussé en avant. On constata alors qu'il s'agissait d'une agglomération d'un grand nombre de petits kystes; il s'en trouvait plusieurs centaines, variant en volume depuis celui d'un pois jusqu'à celui d'une noix, étroitement réunis, et formés d'une membrane fine, ayant l'aspect du péritoine, couverte dans quelques parties par une couche fibreuse, donnant aux kystes l'apparence d'un péricarde épais. Il était difficile d'en isoler quelques-uns sans inciser les autres; dans beaucoup, il y avait un liquide transparent, dans d'autres le contenu était d'une teinte rougeâtre, parfois aussi foncée que celle du sang veineux, mais sans caillots; c'était évidemment une sécrétion colorée. La mollesse et l'élasticité de la partie saillante de la tumeur provenaient de la flaccidité de certains kystes à moitié remplis. Dans d'autres points, ils étaient si distendus, au contraire, qu'on les aurait aisément pris pour des tumeurs solides. Cependant il n'y avait d'autres corps ayant ce caractère que deux ou trois petites glandes absorbantes mêlées aux kystes. La portion de la tumeur voisine de l'oreille était recouverte par une couche assez épaisse formée aux dépens de la glande parotide condensée.

La glande sous-maxillaire était repoussée en dehors par d'autres kystes ; si bien qu'elle était libre sous la peau, et tous les vaisseaux et nerfs de la base de la mâchoire se trouvaient entourés par quelques kystes, qui étaient en quelque sorte entrelacés.

En pénétrant plus profondément, on reconnut que les kystes s'étendaient le long de la partie antérieure de l'épine, derrière le pharynx et l'œsophage ; quelques-uns, même, atteignaient l'apophyse basilaire, d'autres se portaient en bas jusqu'à la sixième cervicale. Tout le long du cou, les kystes environnaient la carotide, la veine jugulaire, le nerf vague, qui se trouvaient même séparés les uns des autres par de petits kystes développés dans leur gaîne.

Aucun de ces corps n'était uni à l'œsophage ou au pharynx, on ne trouva pas d'autre altération autour de la glotte qu'un léger épaississement de la membrane muqueuse. M. Hawkins fait les remarques suivantes à propos du diagnostic de cette affection. Il est évident que les nombreux kystes constituant la tumeur étaient primitivement formés dans le tissu cellulaire commun, chacun d'eux analogue à ces petites tumeurs séreuses enkystées qu'on rencontre à tout âge dans plusieurs parties du corps. Pourquoi se sont-elles formées en si grand nombre avant la naissance ? Cela ne peut s'expliquer qu'en admettant une disposition lâche et aqueuse dans le tissu cellulaire du fœtus, au cou plus qu'ailleurs, là où je crois qu'en réalité les tumeurs s'observent plus souvent que partout ailleurs.

OBSERVATION XIX. — *Fleury et Marchessaux.* (Archives générales de médecine, 1839, t. V, p. 269.)

Le docteur Volkers de Lauembourg fut appelé pour un enfant du sexe féminin, né de la veille, bien constitué du reste, mais qui portait, au-dessous de l'oreille droite, vers le bord de la mâchoire, une tumeur qui dépassait la moitié latérale correspondante du cou, en s'étendant jusque vers la base du maxillaire inférieur. Elle paraissait formée par plusieurs kystes dont deux avaient le volume d'un œuf de poule; la peau qui la recouvrait était mobile. En entr'ouvrant la bouche, on remarquait une autre tumeur de la grosseur d'une noix qui soulevait la langue et la repoussait en arrière ; la respiration était facile, mais l'enfant ne pouvait avaler qu'avec beaucoup de peine et refusait le sein. En comprimant la tumeur extérieure, on faisait augmenter celle de la cavité buccale ; en pressant sur celle-ci on diminuait son volume, mais alors il survenait de la gêne dans la respiration. Le chirurgien vida au moyen d'une incision la tumeur la plus volumineuse située sous la base de la mâchoire. Il s'écoula deux cuillerées environ de sérosité jaunâtre. Ce kyste une fois vidé, la tumeur sublinguale s'affaissa sans cependant que l'enfant pût avaler plus facilement. Le lendemain une nouvelle incision pratiquée sous la langue ne donna issue qu'à une fort petite quantité de sang et de sérosité, sans rétablir la déglutition d'une façon assez complète pour que l'on pût espérer la conservation de l'enfant. On proposa alors l'excision des portions de kyste que l'instrument tranchant pourrait atteindre sans danger. Cet avis fut repoussé. Le 8, la petite malade eut un violent accès de suffocation, elle succomba le 16. A l'autopsie, on vit que plusieurs kystes de différents volumes, adhérant les uns aux autres, s'étendaient depuis l'oreille jusqu'à la symphyse du menton. L'os hyoïde leur servait de limite inférieurement ; d'autres kystes isolés se trouvaient entre les différents muscles de la région sus-hyoïdienne ; on en trouva jusque dans les ptérygoïdiens du côté droit. Les parois de ces petites tumeurs étaient minces. Ce liquide était limpide et de couleur jaunâtre.

CONCLUSIONS.

Arrivé au terme de notre travail, nous croyons, par l'examen attentif du petit nombre de faits et de travaux publiés jusqu'à ce jour sur la question, qu'on peut diviser les kystes congénitaux du cou en trois espèces :

1° Les kystes congénitaux simples, généralement formés d'une poche unique et présentant, aux points de vue clinique et anatomo-pathologique, l'analogie la plus grande avec les kystes séreux du cou des adultes.

2° Les kystes congénitaux composés, constitués par l'agglomération de petites cavités closes, à contenu variable et indépendantes les unes des autres. Cette affection est tout à fait propre au fœtus.

3° Les kystes congénitaux thyroïdiens dont nous publions un fait observé par nous.

Au point de vue de la thérapeutique de cette affection, quelle que soit la variété à laquelle on ait affaire, nous pensons qu'on doit proscrire formellement les opérations sanglantes et même les injections irritantes poussées dans leur intérieur, en raison des accidents graves qu'elles pourraient déterminer chez le nouveau-né. On doit se borner à l'emploi de ponctions successives qui, si elles n'amènent pas à elles seules la guérison complète, permettront d'attendre que l'enfant plu développé et plus vigoureux soit en état de supporter un moyen de traitement plus énergique.

CORBEIL. — Typ. et stér. de CRÉTÉ.

www.ingramcontent.com/pod-product-compliance
Ingram Content Group UK Ltd.
Pitfield, Milton Keynes, MK11 3LW, UK
UKHW020924180726
13838UKWH00002B/744